Chirag Yadav

Gestão dos tecidos moles em Implantologia

Chirag Yadav

Gestão dos tecidos moles em Implantologia

ScienciaScripts

Imprint

Cover image: www.ingimage.com

This book is a translation from the original published under ISBN 978-620-7-63958-8.

Publisher:
Sciencia Scripts
is a trademark of
Dodo Books Indian Ocean Ltd. and OmniScriptum S.R.L publishing group

120 High Road, East Finchley, London, N2 9ED, United Kingdom
Str. Armeneasca 28/1, office 1, Chisinau MD-2012, Republic of Moldova, Europe
Printed at: see last page
ISBN: 978-620-7-61523-0

RECONHECIMENTO

A satisfação e a euforia que acompanham a conclusão bem sucedida de uma tarefa poderiam estar incompletas sem a menção das pessoas que a tornaram possível.

Tenho o privilégio e a honra de exprimir os meus mais sinceros e sentidos agradecimentos ao meu Professor e Chefe do Departamento de Dentisteria Protética, Coroa e Ponte, Babu Banarasi Das College of Dental Sciences, à Prof.ª ***Dr.ª Swati Gupta*** *pela sua cooperação*

*Aproveito esta oportunidade para expressar a minha profunda gratidão e os meus sinceros agradecimentos à minha orientadora***, a Dr.ª Garima Agarwal***, leitora do Departamento de Dentisteria Protética, Coroa e Ponte, Babu Banarasi Das College of Dental Sciences, Lucknow, pela sua orientação especializada, atenção pessoal e encorajamento na preparação deste livro.*

Estou igualmente grato à minha co-orientadora, ***Dra. Kaushitaki Bhowmick,*** *Professora Sénior, Departamento de Dentisteria Protética, Crown & Bridge, pelo seu apoio na preparação deste livro.*

ÍNDICE DE CONTEÚDOS

INTRODUÇÃO

O campo da medicina dentária com implantes revolucionou a forma como abordamos a falta de dentes, oferecendo uma solução permanente e esteticamente agradável. No entanto, alcançar o sucesso a longo prazo com implantes vai para além de simplesmente fixá-los no maxilar. É a intrincada interação entre o implante e os tecidos moles circundantes que, em última análise, determina o seu destino. O objetivo desta dissertação é apresentar uma visão geral da gestão dos tecidos moles na implantologia dentária, explorando os desafios, os conhecimentos existentes e as direcções futuras nesta área crucial. A pedra angular do sucesso dos implantes reside num fenómeno denominado osseointegração, em que o osso se liga diretamente à superfície do implante sem qualquer tecido interveniente[1-3] . Esta ligação íntima, descrita pela primeira vez por Branemark no final dos anos 60, proporciona a estabilidade e o suporte necessários para que o implante funcione como um dente natural. No entanto, a osseointegração por si só não é suficiente. A saúde e a integridade dos tecidos moles circundantes são igualmente importantes para o sucesso a longo prazo[1-3] . A colocação de implantes perturba a continuidade natural da mucosa oral, que protege o osso subjacente de estímulos nocivos. Esta perturbação pode levar a uma condição denominada peri-implantite, caracterizada por inflamação e perda óssea em redor do implante. A peri-implantite partilha semelhanças com a doença periodontal e pode, em última análise, conduzir à falha do implante[4-5] . Vários factores contribuem para os desafios na gestão dos tecidos moles em redor dos implantes[6-7] , ou seja, 1) Capacidade de selagem limitada 2) Potencial de tensão mecânica 3) Deficiências no suporte ósseo

Para gerir os tecidos moles, as estratégias mais recentes incluem[6-7] :

- Técnicas cirúrgicas minimamente invasivas: Para minimizar a rutura dos tecidos e promover uma cicatrização mais rápida.
- Procedimentos de aumento de tecidos moles: Para aumentar o volume e a espessura dos tecidos moles, melhorando a estética e proporcionando uma melhor proteção para o implante.
- Materiais biocompatíveis: Materiais que são compatíveis com os tecidos moles circundantes e promovem uma integração mais rápida e estável.

A gestão dos tecidos moles já não é uma questão secundária na medicina dentária com implantes. É um elemento fundamental para alcançar o sucesso a longo prazo, tanto a nível funcional como estético. Ao compreender os desafios e as limitações, ao investigar ativamente e ao desenvolver estratégias eficazes, podemos assegurar que a terapia com implantes continua a proporcionar uma solução previsível e fiável para a falta de dentes, melhorando a vida de inúmeros pacientes.

COMPARAÇÃO DOS TECIDOS MOLES À VOLTA DOS DENTES NATURAIS E DOS IMPLANTES

Tecido epitelial à volta do dente natural e do implante

O epitélio gengival, que protege os dentes de substâncias nocivas, é constituído por três camadas[8] (Figura 1):

- Epitélio juncional (JE): Esta camada não queratinizada na base liga-se frouxamente à superfície do dente. Defende-se contra substâncias nocivas através de vários mecanismos, como fluidos de auto-limpeza e esfoliação.
- Epitélio sulcular oral (ESO): Esta fina camada rodeia a JE e ajuda a formar um selo à volta do dente.
- Epitélio oral (EO): Esta camada espessa forma a barreira mais externa da mucosa e protege-a de ameaças externas.

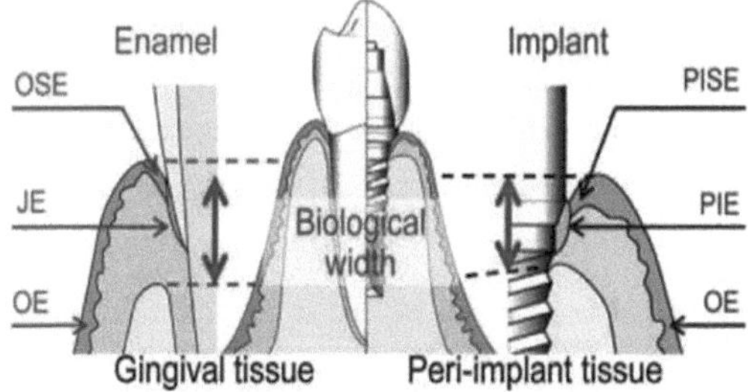

Figura 1 - Pontos de referência dos tecidos peri-implantares e periodontais. O diagrama mostra os principais pontos de referência da ligação dos tecidos moles ao tecido dentário natural {painel esquerdo} e os seus equivalentes funcionais na ligação dos tecidos moles a uma superfície de implante {painel direito}. (JJE: epitélio juncional, OSE: epitélio sulcular oral, OE: epitélio oral, PIE: epitélio peri-implantar, PISE: epitélio sulcular peri-implantar).

Quando os dentes irrompem na mucosa oral, forma-se um espaço chamado "largura biológica" à volta do dente. Este espaço é importante para manter uma vedação saudável e prevenir doenças. No entanto, a inflamação crónica pode destruir esta vedação e permitir a propagação de doenças. A mucosa tem um escudo de três camadas que protege os dentes. A camada interna (JE) é como uma rede que retém livremente as substâncias nocivas, enquanto a camada intermédia (OSE) ajuda a selar a fenda e a camada externa (OE) forma uma barreira forte. Este escudo protege os dentes enquanto se mantiver intacto, mas a inflamação crónica pode enfraquecê-lo e permitir a ocorrência de danos[9-10] .

A largura biológica

A largura biológica, que inclui as ligações epiteliais e do tecido conjuntivo, desempenha um papel crucial em torno dos dentes naturais. Um desvio desta largura pode perturbar a vedação à volta do dente, afectando as margens da restauração. Estabelecem-se ligações semelhantes à volta dos implantes, quer sejam não submersos ou submersos de duas peças[11-12] . As dimensões estáveis da largura biológica à volta dos implantes orientam as decisões sobre o enxerto ósseo. Os implantes não submersos de uma só peça têm vantagens, mas os sistemas de duas peças desenvolvem uma zona de fixação após a colocação do pilar[13] .
A diluição dos tecidos moles à volta dos implantes de duas peças pode levar à reabsorção óssea, influenciando o estabelecimento da largura biológica. Os factores específicos do implante afectam as dimensões da largura biológica, com a localização do microgap a influenciar a manutenção do osso e a fixação dos tecidos moles[13] . Os implantes submersos podem sofrer perda de osso da crista, afetada pela exposição espontânea[14-15] .

Os debates sobre a cicatrização óssea em torno da porção cervical envolvem factores como o trauma cirúrgico, o desenho do retalho e as características da superfície do implante. Os implantes com rugosidade no colo podem melhorar o suporte, mas podem encorajar a formação de biofilme[16] . Alguns desenhos com colares biselados reduzem a perda de osso da crista. As superfícies dos implantes que promovem a estabilidade da fixação dos tecidos moles podem resultar em melhores resultados.

A investigação efectuada em 2007 por Schwarz F, Ferrari D, Herten M, et al. demonstrou que os colares de elevada hidrofilicidade e com micro-sulcos gravados a laser melhoram a integração dos tecidos moles, reduzindo a perda de osso da crista[17] . Os colares com engenharia de tecidos e micro ranhuras promovem o desenvolvimento da largura biológica sem aumentar o biofilme nas superfícies dos implantes.

Estrutura epitelial à volta do implante dentário

A mucosa à volta dos implantes dentários também forma um selo protetor, semelhante ao selo à volta dos dentes naturais. Este selamento é constituído por três camadas[17-18] (Figura 2).

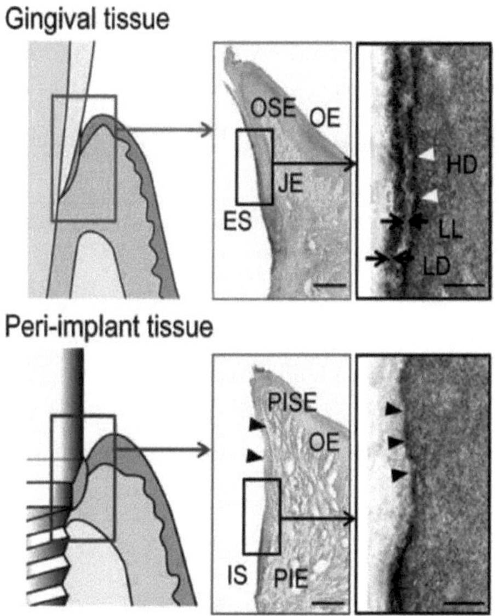

Figura 2 - Estrutura de selagem epitelial dos tecidos peri-implantares e periodontais. Os painéis centrais mostram que o epitélio peri-implantar {PIE} {Painel inferior} tinha uma estrutura semelhante ao epitélio juncional {JE} à volta do dente natural {Painel superior}. Tanto o tecido peri-implantar como o tecido periodontal foram corados com anticorpo anti-rato Laminina-322 {Ln} de cadeia g2, e contra-corados ligeiramente com hematoxilina. A Ln foi escassamente expressa ao longo da porção superior da interface implante-PIE em micrografias ligeiras. Barra = 20 mm.

A microscopia eletrónica foi utilizada para mostrar a região média do PIE com mais pormenor {painéis da direita}. Os tecidos peri-implantares foram corados para Ln e comparados com os padrões de expressão na JE em redor de um dente natural. Barra = 150 nm. As setas indicam o aspeto normal com uma camada dupla de coloração de Ln que representa a lâmina densa e a lâmina lúcida. As pontas de seta pretas indicam regiões onde esta dupla camada não é aparente, enquanto as pontas de seta brancas indicam estruturas semelhantes a hemi-desmossomas. (JJE: epitélio juncional, OSE: epitélio sulcular oral, OE: epitélio oral, PIE: epitélio periimplantar, PISE: epitélio sulcular periimplantar).

- Epitélio peri-implantar (PIE): Esta camada fina liga-se à superfície do implante e actua como uma barreira, protegendo o tecido subjacente. Forma-se algumas semanas após a colocação do implante.
- Epitélio sulcular peri-implantar (PISE): Esta fina camada rodeia o PIE e ajuda a formar a vedação.
- Epitélio oral (EO): Esta camada mais espessa forma a barreira mais externa da mucosa.

O selamento à volta dos implantes é ligeiramente mais largo do que o selamento à volta dos dentes naturais. No entanto, muitas vezes o PIE apenas se fixa ao corpo do implante e não ao pilar, devido à perda óssea à volta do implante[19] (Figura 3). Este facto torna difícil prever o estado da mucosa após a cirurgia de implantes.

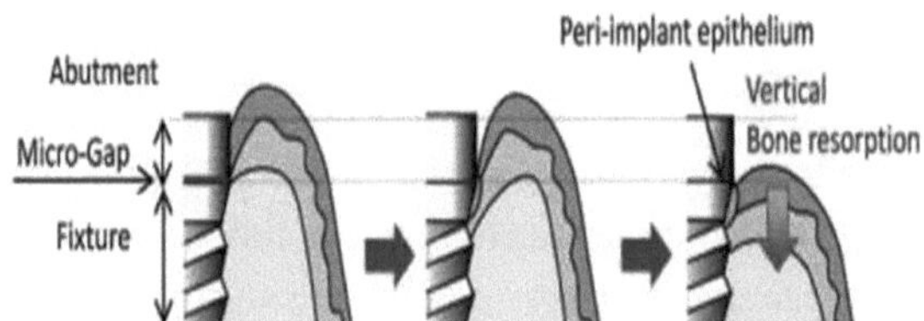

Figura 3 - Efeito dos micro-gaps no epitélio peri-implantar na formação e reabsorção óssea. O osso é protegido tanto pelo tecido epitelial como pelo tecido conjuntivo. Após a reabsorção do osso maxilar, forma-se um selo de tecido epitelial e conjuntivo no osso à volta do implante, o que determina a largura biológica. {Colocação do implante ao mesmo nível que o osso alveolar circundante. {b} A reabsorção óssea, perto do micro-gap (que pode ser uma fonte de infeção), cria espaço para o epitélio peri-implantar se formar e se ligar à superfície do implante. {c} Do ponto de vista da prevenção de infecções, o osso à volta do implante é totalmente reduzido, menos do que o epitélio peri-implantar.

Para além disso, o PIE não é tão bom a selar como a JE natural, apesar de serem parecidos[21] . Isto deve-se provavelmente às diferentes propriedades do titânio em comparação com o esmalte dentário. A razão exacta para esta diferença ainda é desconhecida. Em termos mais simples, a mucosa à volta dos implantes também forma um escudo protetor, mas não é tão forte como o escudo à volta dos dentes naturais. Isto deve-se ao facto de a mucosa à volta dos implantes ter de se fixar a uma superfície diferente (titânio) e ser mais propensa à perda óssea[22-23] . Consequentemente, é mais difícil manter uma vedação saudável[10] à volta dos implantes.

ESTRUTURA DE INTERFACE ENTRE O TECIDO MOLE E O DENTE/IMPLANTE

Estrutura da interface entre o dente e a gengiva

A JE protege o tecido periodontal da cavidade oral. Está rodeada por uma camada especial chamada Membrana Basal (BM), que actua como uma ponte entre a JE e o tecido conjuntivo circundante.[24-28]

O BM tem duas camadas principais:

- Lâmina basal interna (LBI): Esta camada liga-se diretamente às células da JE e é reforçada por estruturas chamadas hemidesmossomas.
- Lâmina basal externa (LBE): Esta camada liga-se à IBL e tem uma subcamada chamada lâmina fibroreticular.

Ambas as camadas têm duas partes distintas:

- Lâmina lúcida (LL): Esta parte é electron-lucente, o que significa que aparece clara ao microscópio eletrónico.
- Lâmina densa (LD): Esta parte é electron-densa, o que significa que aparece escura ao microscópio eletrónico.

O BM é constituído por proteínas especiais:

- Colagénio tipo IV: Esta proteína fornece ao BM a sua estrutura e resistência.
- Fibronectina: Esta proteína ajuda a BM a ligar-se a outros tecidos.
- Laminina: Esta proteína desempenha um papel vital na adesão e sinalização celular.

A JE e a sua BM trabalham em conjunto para criar uma vedação forte que protege os tecidos subjacentes. Esta vedação é essencial para manter a mucosa saudável e prevenir doenças.[29-30]

- Imagine a JE como uma parede que protege o tecido periodontal.
- A BM é como a fundação da parede, ancorando-a aos tecidos circundantes.
- As duas camadas do BM, com as suas diferentes partes, proporcionam apoio e estabilidade adicionais.

• As proteínas especiais na BM ajudam a ligar-se a outros tecidos e a desempenhar as suas funções vitais.

Tal como uma parede forte protege um edifício, a JE e a sua BM trabalham em conjunto para proteger a saúde da sua mucosa.

Estrutura da interface entre o implante e o epitélio oral

As estruturas como os hemidesmossomas e a Interface Basement Lamina (IBL) (constituída pela LL, LD e sublamina lúcida) formam-se em substratos de apatite, poliestireno e cerâmica.[31-32] No entanto, a investigação sobre as estruturas de fixação na interface entre o Epitélio Peri-Implantar (PIE) e os implantes é limitada. A investigação realizada por Gould et al. em 1984 sugere que as células do PIE se ligam ao titânio de uma forma semelhante à forma como as células do Epitélio Juncional (EJ) se ligam aos dentes naturais, envolvendo o IBL e os hemidesmossomas.[19] Acredita-se que esta ligação é produzida por células epiteliais perto da superfície do implante, uma descoberta confirmada através de microscopia num modelo animal com um sistema de implantação de 4 semanas. Neste modelo, um implante de titânio é imediatamente colocado após a extração de um primeiro molar superior. As amostras são recolhidas e analisadas quatro semanas mais tarde, permitindo um exame a nível ultra-estrutural.[33] O estudo não encontrou diferenças morfológicas no PIE quando o implante foi colocado imediatamente após a extração do dente, em comparação com um atraso de 2 semanas. O processo de formação do PIE após a implantação foi semelhante à cicatrização da mucosa oral após a extração dentária, sugerindo o Epitélio Oral (OE) como a origem do PIE. Indica que os hemidesmossomas e o IBL (LL e LD) foram formados apenas na região inferior da interface PIE-titânio, ao contrário dos dentes naturais onde estão presentes em toda a interface JE-dente.[34] Este facto sugere uma adesão mais fraca do PIE ao titânio. Ericsson e Linde et al., em 1993, registaram uma resistência mais fraca à sondagem por parte do PIE em comparação com a gengiva à volta dos dentes naturais, indicando uma ligação mais fraca entre o PIE e os implantes do que entre o JE e o esmalte.[35] No entanto, há falta de provas conclusivas sobre esta questão clínica, exceto no que diz respeito à estimativa das estruturas de adesão através da imunomarcação das proteínas de adesão.

Estrutura da interface entre o implante e o tecido conjuntivo

Nos dentes naturais, a ligação do tecido conjuntivo está localizada abaixo do Epitélio Juncional (EJ) e proporciona uma forte proteção contra a invasão bacteriana. Consegue-o através de uma adesão robusta entre fibras especiais como o ligamento periodontal e o cemento, reforçada por fibras colagénicas compactas de tipo III. No entanto, à volta dos implantes dentários, a ligação do tecido conjuntivo é normalmente uma condição inflamatória crónica em vez de um mecanismo de defesa robusto devido à presença de fibras de colagénio de tipo V que resistem à colagenase.

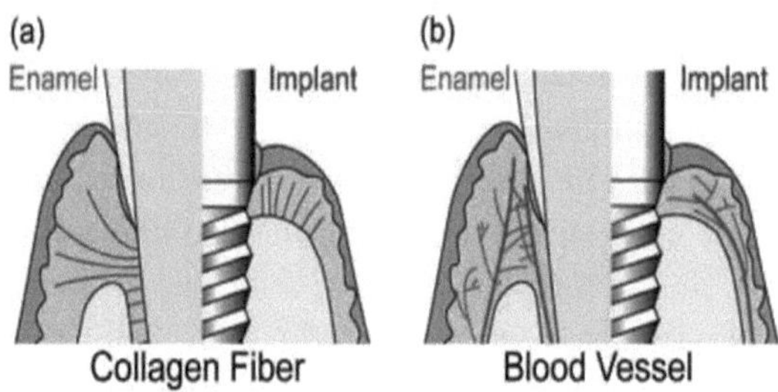

Figura 4 - Localização das fibras de colagénio e dos vasos sanguíneos na gengiva. {O dente natural tem fibras de colagénio perpendiculares à superfície do cemento, enquanto que à volta dos implantes, estas fibras estendem-se do osso e correm paralelamente à superfície do implante. {b} O tecido mole periodontal normal é irrigado por sangue proveniente de vasos que correm fora do osso alveolar e através do ligamento periodontal; em contraste, o tecido peri-implantar tem uma irrigação sanguínea reduzida, uma vez que a fonte do ligamento periodontal não está presente.

Ao contrário dos dentes naturais, os implantes dentários não possuem cemento e ligamento periodontal, o que leva a diferenças fundamentais na orientação das fibras e nos padrões de fixação do epitélio.[36] O tecido conjuntivo à volta dos dentes naturais tem fibras orientadas perpendicularmente à superfície da raiz, enquanto que à volta dos implantes dentários, as fibras correm paralelamente à superfície[37] (Figura 4). Este tecido conjuntivo de selagem mais fraco e menos eficaz à volta dos implantes pode contribuir para a recessão horizontal. Tanto à volta dos implantes como dos dentes naturais, o tecido conjuntivo desempenha um papel na proteção contra as bactérias orais e no fornecimento de nutrientes a partir dos vasos sanguíneos. No entanto, o epitélio peri-implantar (PIE) enfrenta desafios em comparação com o JE, incluindo o fornecimento limitado de nutrientes. Enquanto o tecido periodontal beneficia de um amplo fluxo sanguíneo, o tecido mole peri-implantar depende do tecido conjuntivo para o fornecimento de sangue, o tecido mole em redor do implante depende do osso alveolar para o fornecimento de sangue na ausência de outros tecidos periodontais de suporte.[38]

Em conclusão, a gestão eficaz dos tecidos moles peri-implantares para manter a sua saúde é crucial, à semelhança dos cuidados necessários para os tecidos à volta dos dentes naturais.

O FORNECIMENTO VASCULAR DA MUCOSA PERI-IMPLANTAR

A gengiva recebe o seu fornecimento de sangue principalmente dos vasos sanguíneos supraperiosteais, com contribuições adicionais dos vasos do ligamento periodontal e do osso alveolar. Em contraste, a mucosa peri-implantar depende principalmente dos vasos sanguíneos supraperiosteais, uma vez que os implantes osseointegrados não possuem um ligamento periodontal. A ausência deste ligamento resulta num fornecimento de sangue distinto em comparação com os dentes naturais. Durante a osteogénese, o osso que rodeia o implante sofre osseocondução, formação de novo osso, remodelação e, por fim, atinge a osseointegração. O osso associado ao implante tem uma densidade aumentada e carece de vasos.[39] Nos casos em que uma fina camada de osso rodeia o implante, os vasos infra-ósseos podem diminuir ou desaparecer, especialmente após a remodelação óssea induzida pela extração. A proximidade de dentes naturais ou de outros implantes pode reduzir ainda mais as dimensões do tecido ósseo e comprometer o fornecimento vascular. A ausência de anastomose diminui o fornecimento de sangue ao tecido conjuntivo peri-implantar.[40-41] O reconhecimento destas diferenças de fornecimento vascular e a compreensão do papel da angiogénese na cicatrização de feridas são cruciais para a conceção de técnicas cirúrgicas eficazes.

Mucosa aderente queratinizada

A estabilidade da mucosa peri-implantar é crucial para a estabilidade dos implantes dentários e para a saúde óssea. O debate centra-se na questão de saber se a mucosa aderente queratinizada ou não queratinizada é mais eficaz. Kim B, Kim Y, Yun P, et al, em 2009, sugeriram que não se registam diferenças significativas na manutenção dos níveis ósseos peri-implantares,[42-44] enquanto Bouri AJ, Bissada N,
Al-Zahrani M, et al. em 2008 sugeriram um maior risco de perda óssea com mucosa alveolar à volta dos implantes.[45-46] A presença de mucosa queratinizada não tem necessariamente um impacto negativo na higiene.

As divergências sobre a saúde dos tecidos moles peri-implantares resultam de factores como a higiene oral, as respostas imunitárias, as características do implante, a localização, a anatomia, a função e as técnicas cirúrgicas, o que torna difícil a conceção de estudos conclusivos. No entanto, existe menos controvérsia relativamente aos benefícios da mucosa queratinizada. Os médicos preferem geralmente uma zona adequada de mucosa queratinizada devido a vantagens como a melhoria da saúde dos tecidos, maior satisfação do doente e menos complicações.[46] A mucosa queratinizada contribui para a estabilidade da mucosa, apoiando o tecido conjuntivo subjacente, proporcionando uma vedação à volta do implante. Esta maior estabilidade permite técnicas protéticas mais precisas, com o tecido queratinizado a absorver melhor os desafios durante a fase protética.[42-43] Em termos estéticos, é essencial uma faixa larga de mucosa queratinizada,[47-48] especialmente para um biótipo espesso, que ajuda a ocultar a visibilidade das estruturas subjacentes.[43,49]

Suporte ósseo para tecidos moles

Um volume ósseo insuficiente à volta de um implante dentário leva à perda óssea peri-implantar e à recessão dos tecidos moles. Isto tem implicações significativas no planeamento do implante. O reconhecimento do papel crítico do desenvolvimento do local é essencial porque o suporte de tecido duro é crucial para manter o tecido mole, especialmente para assegurar a presença de uma papila à volta de uma restauração de implante.

A papila à volta das restaurações de implantes

A papila interdentária é crucial para um sorriso agradável. A sua ausência resulta num indesejável triângulo escuro. A presença da papila entre os dentes naturais depende dos dentes adjacentes, de um ponto de contacto e do suporte ósseo. Se a crista óssea estiver a menos de 5 mm do ponto de contacto, é previsível a presença total de uma papila. Esta relação também se aplica aos implantes dentários. A medida chave é o nível ósseo na superfície proximal do dente adjacente.

As papilas suportadas por implantes, em comparação com os dentes naturais, têm uma distância média ligeiramente reduzida à crista óssea.[50-54] No entanto, entre implantes dentários, a situação é diferente. A papila inter-implantar é suportada por duas superfícies de implante, sem inserção de fibras. A colocação de implantes próximos pode levar a uma perda óssea sobreposta. Os implantes colocados a menos de 3 mm de distância apresentam uma maior perda óssea. A altura da papila inter-implantar está limitada a 3 mm do osso subjacente.[52-53] Em áreas estéticas, os resultados podem ser melhorados evitando implantes dentários adjacentes ou escolhendo implantes de menor diâmetro, assegurando um mínimo de 3 mm entre eles.[53] Os implantes de pequeno diâmetro oferecem mais espaço para os tecidos moles e criam uma base óssea de suporte.[54]

DIAGNÓSTICO E CLASSIFICAÇÃO

Foi desenvolvida uma série de sistemas de classificação para abordar as deformações dos tecidos moles e duros das cristas edêntulas antes da cirurgia de implantes. Estas classificações fornecem ao clínico directrizes específicas para proceder à montagem de um plano de tratamento adequado. A classificação dos locais pode ser útil para prever o resultado dos procedimentos de enxerto ósseo e de tecidos moles para obter uma função e estética bem-sucedidas.

Seibert JS, et al., em 1983, propôs a seguinte classificação para os defeitos dos tecidos moles da crista edêntula[55] :

1. Classe I: deformidade dos tecidos moles da crista edêntula numa dimensão vestibulolingual.
2. Classe II: deformidade dos tecidos moles da crista edêntula numa dimensão apicocoronal.
3. Classe III: deformidade dos tecidos moles da crista edêntula em ambas as dimensões.

Palacci P, Nowzari H, et al.em 2000 desenvolveram um sistema de classificação que combina defeitos de tecidos moles e duros.[56] Existem maiores desafios para a reconstrução do tecido duro subjacente que suporta o tecido mole nos defeitos que têm uma componente vertical.

Jemt T, et al.em 1997 realizou um estudo retrospetivo em 21 pacientes com 25 coroas de implantes unitários.[51] Avaliou a altura papilar dos tecidos moles entre as coroas de implantes unitários e os dentes e criou um índice para avaliar os contornos dos tecidos moles à volta dos implantes. O índice Jemt inclui 5 pontuações diferentes:

1. Índice de pontuação 0: ausência de papila.
2. Índice de pontuação 1: menos de metade da papila presente.
3. Pontuação do índice 2: mais de metade da papila está presente, mas não atinge o ponto de contacto entre a coroa do implante e o dente adjacente
4. Índice de pontuação 3: a papila preenche todo o espaço do orifício
5. Índice 4: a papila está aumentada e preenche o espaço interproximal.

Os compromissos estéticos ocorrem quando a papila não preenche completamente o espaço interproximal sob o ponto de contacto, resultando na apresentação de um triângulo preto. Esta condição é consistente com o índice de Jemt 0 a 2 e é difícil de corrigir.

COMPLICAÇÕES CIRÚRGICAS E TRATAMENTO

Colocação de implantes em locais com patologia pré-existente

A infeção bacteriana no local de um potencial implante ou na sua proximidade representa um sério risco de problemas futuros relacionados com o implante. A colocação de um implante perto de uma área infetada ou num local previamente extraído com contaminação bacteriana pode resultar na perda do implante e/ou perda do dente vizinho. De acordo com Ayangco L, Sheridan PJ. Et al., em 2001, os dentes com um tratamento de canal radicular anterior falhado, mesmo após a extração, limpeza e cicatrização, são susceptíveis a potenciais problemas conhecidos como periimplantite retrógrada depois de receberem um implante.[57]

As bactérias presentes no momento da cirurgia colocam o implante em risco. Os dentes infectados endodonticamente têm envolvido bactérias, que são mais frequentemente Propionibacterium acnes, Staphylococcus epidermidis, Streptococcus intermedius, Wolinella reta e Porphyromonas e Prevotella spp.[58] Foi demonstrado que as bactérias Bacteroides spp habitam lesões periapicais de dentes naturais que estão encapsuladas num polissacárido que aumenta a sua virulência e capacidade de sobrevivência. Foi demonstrado que o Bacteroides forsythus está presente em lesões endodônticas perirradiculares assintomáticas e pode sobreviver encapsulado no osso mesmo após extração e desbridamento.[59]

Precauções

Antes de efetuar a cirurgia, realizar uma avaliação radiográfica do local da cirurgia para identificar potenciais patologias apicais. Examinar os dentes adjacentes para detetar sinais de espessamento do ligamento periodontal (PDL) ou áreas radiolúcidas que possam afetar a área do implante. Em 2001, Brisman et al., Brisman DL, Brisman AS, Moses MS, et al. alertaram para o facto de que mesmo os dentes assintomáticos, previamente tratados e com um aspeto radiográfico normal, podem causar problemas com os implantes. Salientaram o risco de obturação inadequada, deixando a raiz do dente incompletamente selada e possivelmente albergando bactérias, mesmo na ausência de sintomas.[60] Em estudos, Nelson S, Thomas G, et al. em 2010, descobriram que as bactérias persistem e podem ser reactivadas durante a colocação do implante, apesar dos esforços para desbridar a infeção apical, alcançar a cicatrização completa do alvéolo de extração e submeter-se à remodelação do osso alveolar.[61] Além disso, Kassolis JD, Scheper M, Jham B, et al., em 2010, referiram que, em maxilares edêntulos, o biofilme bacteriano e o osso não vital podem persistir durante mais de um ano após a extração, apresentando um risco significativo de insucesso futuro do implante.[62]

Ao proceder à colocação de implantes dentários, assegure a conclusão da terapia endodôntica, da cirurgia apical ou da extração dos dentes adjacentes na área. Mesmo na ausência de infeção, desbride rigorosamente os locais de extração e inicie a hemorragia para diminuir a contagem de bactérias e aumentar os factores de crescimento ósseo. A presença de tecido de granulação pode manter as bactérias e despoletar a inflamação, por isso considere a utilização de curetas especializadas para ajudar na remoção do tecido de granulação. Além disso, podem ser utilizadas pequenas brocas redondas (#2 ou #4) para perfurar as paredes alveolares, promovendo o aumento das áreas de hemorragia para uma melhor cicatrização (Figura 5).

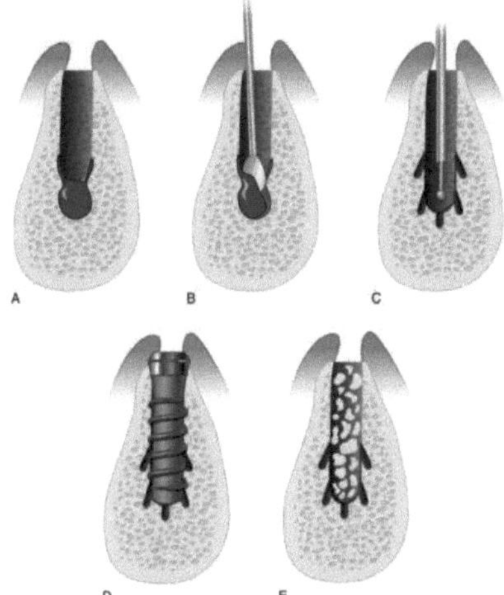

Figura 5 - Tomada pós-extração. {A} Com patologia existente. {B} Remoção de tecido fibroso e de granulação com cureta de colher serrilhada. {C} As paredes do local de extração são decorticadas com uma broca redonda n.º 2 ou n.º 4 para iniciar o fenómeno de aceleração regional (RAP). {D} Após a remoção completa de todas as bactérias e tecidos, procede-se à colocação do implante. {Se o local de extração estiver comprometido, recomenda-se um procedimento de enxerto ósseo.

Cirurgia sem retalho

A cirurgia sem retalho é um método amplamente adotado na moderna implantologia dentária, revolucionando a abordagem tradicional. Este procedimento envolve a colocação de implantes através da abertura da osteotomia sem a necessidade de refletir o tecido mole da crista. As inúmeras vantagens da cirurgia sem retalho incluem: (1) sem reflexão de tecido mole, diminuindo a invasividade da cirurgia; (2) minimiza a hemorragia; (3) reduz a inflamação e a dor; (4) preservação de tecido duro e mole, que mantém o fornecimento vascular e a cobertura de tecido mole; e (5) sem sutura.

Desvantagens

A cirurgia Flapless tem desvantagens que podem ser prejudiciais para o prognóstico dos implantes dentários. Estas incluem: (1) incapacidade de avaliar o volume ósseo antes ou durante a osteotomia e a inserção do implante; (2) incapacidade de verificar a perfuração das placas corticais; (3) são frequentemente utilizados punções de tecido, o que pode resultar numa diminuição do tecido queratinizado; (4) dificuldade em visualizar a área da crista óssea, resultando na incapacidade de determinar o posicionamento apicocoronal; (5) possibilidade de sobreaquecimento do osso e de causar danos térmicos, especialmente se for utilizada uma férula cirúrgica de tecido; e (6) possibilidade de aprisionamento de tecidos moles no local da osteotomia, o que pode levar a uma infeção retrógrada (Figura 6).

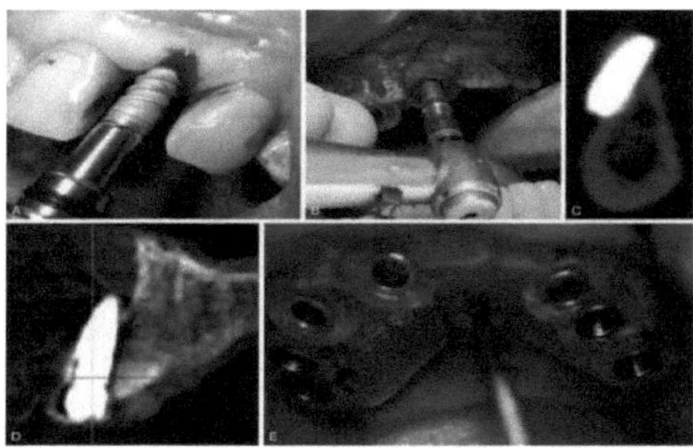

Figura 6 - Cirurgia sem retalho. {A} Sequência de perfuração e colocação do implante após punção do tecido. {B} Preparação da osteotomia e colocação do implante através do molde cirúrgico. {C} Cirurgia sem retalho que conduz à posição lingual do implante, com a complicação de traumatizar o tecido lingual e as estruturas vitais da mandíbula. {D} Cirurgia anterior da maxila sem retalho que leva à colocação do implante facialmente, completamente fora do osso. {E} Os modelos cirúrgicos de tecido devem ser fixados com parafusos de osso para minimizar a possibilidade de mau posicionamento.

Precauções

Antes de se submeter a uma cirurgia de implante, é crucial realizar uma avaliação pré-operatória abrangente, incluindo uma análise tridimensional detalhada do osso existente e de quaisquer variações anatómicas. A utilização de modelos cirúrgicos gerados através de tomografia computorizada de feixe cónico (CBCT) é aconselhável para maior precisão. Deve ser dada especial atenção aos rebordos da Divisão B ou Divisão C, uma vez que estes representam desafios para a colocação ideal do implante. Esta avaliação cuidadosa assegura uma abordagem mais informada e eficaz ao procedimento.

Indicações

A colocação de implantes sem a criação de um retalho é adequada quando existe tecido queratinizado suficiente e osso amplo, sem preocupações com a proximidade da raiz. No entanto, se a quantidade de osso for insuficiente, é aconselhável mudar para um procedimento de exposição (retalho) para garantir que a colocação e a angulação correctas são verificadas antes de prosseguir. Esta abordagem garante uma colocação de implantes mais segura e bem sucedida, especialmente em situações difíceis.

Falta de tecido queratinizado no local da cirurgia

O papel do tecido queratinizado na implantologia oral é debatido, mas o facto de o possuir parece ser mais benéfico para os implantes do que para os dentes naturais. Kirsch A, Ackermann KL. Et al., em 1989, indicaram que a insuficiência de tecido queratinizado pode estar associada ao fracasso dos implantes.[63] Este facto sublinha a importância de considerar e, quando possível, assegurar a presença de tecido queratinizado para obter melhores resultados com os implantes.

Etiologia

A presença de mucosa móvel e não queratinizada tem sido associada a profundidades de sondagem mais profundas, como confirmado por estudos histológicos. Além disso, a ausência de mucosa queratinizada torna as áreas peri-implantares mais susceptíveis a danos induzidos por placas.[64] Warrer K, Buser D, Lang NP, et al. em 1995 sugeriram que a mucosa móvel pode perturbar a zona de ligação implante-epitelial, aumentando o risco de inflamação provocada pela placa bacteriana.[65] Para cristas edêntulas maiores, o tecido aderente no retalho facial (mandíbula) oferece maior resistência à tensão da sutura, evitando a abertura da linha de incisão causada pela ação muscular. No entanto, incisões realizadas em tecido facial não queratinizado podem levar à isquemia parcial do tecido da crista e a complicações durante a cirurgia, como aumento do sangramento e diminuição da visibilidade, dificultando a sutura final (Figura 7).

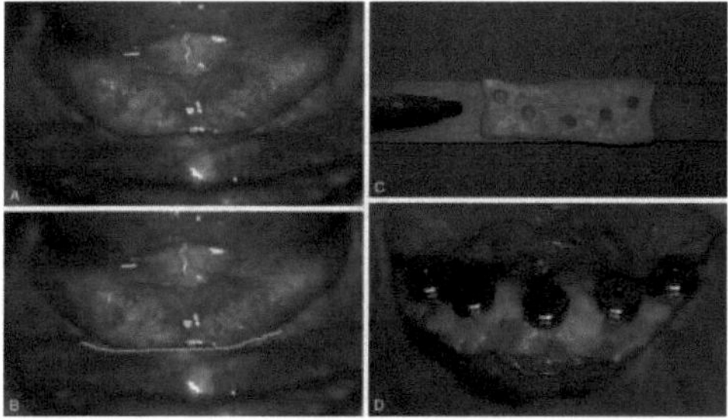

Figura 7 {A} Crista com falta de tecido queratinizado. {Incisão feita na lingual para manter o máximo possível de tecido aderido na face. {C} Matriz dérmica acelular {e.g., OraCELL [Salvin Dental Specialties, Inc.]} modificada com um punção de tecido. {D} Matriz dérmica colocada sobre os implantes antes do encerramento.

Prevenção

Antes de proceder à cirurgia de implantes, é crucial efetuar um exame clínico abrangente para avaliar a quantidade de tecido aderente ao hospedeiro. Se a avaliação revelar uma quantidade insuficiente de tecido aderente, considerar o enxerto de tecido antes da colocação do implante pode ser uma estratégia valiosa. Esta abordagem proactiva ajuda a otimizar as condições para uma implantação bem sucedida e melhora o resultado global do procedimento.

Tratamento

Na preparação para restaurações de coroas em locais de implantes, é essencial avaliar a presença de tecido aderente. Se houver uma quantidade inadequada, recomenda-se a realização de procedimentos de aumento de tecido antes da colocação do implante. Para áreas edêntulas maiores, particularmente na mandíbula, podem ser consideradas modificações na técnica de incisão para preservar o tecido aderente. Se a crista do rebordo estiver acima do pavimento da boca e tiver mais de 3 mm de gengiva queratinizada aderida, é efectuada uma incisão de espessura total. No entanto, se a gengiva aderida for inferior a 3 mm, a incisão é ajustada mais para o lado lingual, assegurando que pelo menos 1,5 mm de tecido aderido permanece facial à linha de incisão. Adicionalmente, a utilização de AlloDerm pode servir um duplo objetivo como membrana e para aumentar a quantidade de tecido aderente. Esta abordagem visa criar condições óptimas para o sucesso do implante e apoiar resultados estéticos favoráveis.

Deiscência facial após a colocação de implantes

Após a colocação do implante, é frequente observar-se deiscência da placa facial no lado vestibular do implante. Isto ocorre devido à reabsorção óssea do aspeto facial, deixando normalmente menos de 1,5 mm de osso facial após a colocação final do implante. Nos casos em que o osso é insuficiente, pode potencialmente resultar em complicações futuras com os tecidos moles e aumentar os riscos de problemas relacionados com os implantes. A resolução deste problema é crucial para garantir a estabilidade a longo prazo e minimizar a probabilidade de complicações.

Etiologia

Quando existem defeitos ósseos na crista após a colocação do implante, isso leva frequentemente a uma deficiência na largura óssea disponível ao nível do rebordo. Isto é particularmente relevante nos casos em que a largura da crista está comprometida, como numa crista de Divisão B com uma largura de aproximadamente menos de 6 mm (Figura 8). A correção destes defeitos ósseos é essencial para garantir um suporte ósseo suficiente para o implante e o sucesso global do implante.

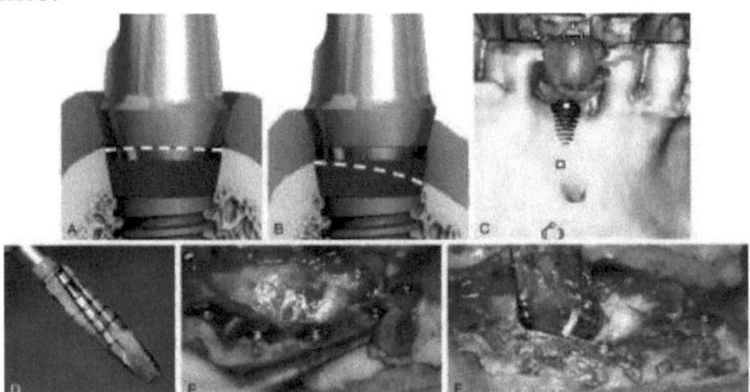

Figura 8 - Deiscência facial após colocação de implante. {A} Posição ideal do implante em relação ao rebordo. {B} Quando o osso lingual é mais alto do que o osso bucal, a colocação do implante resultará numa deiscência óssea facial. {Imagem 3-D da colocação do implante no osso da divisão B. {D} Auto-enxerto do local da osteotomia. {E} Defeitos preenchidos com auto-enxerto. {F} Todos os locais enxertados com osso retido nas brocas cirúrgicas antes do encerramento.

Prevenção

É crucial modificar todas as cristas para atingir um estado ósseo de divisão A, caracterizado por uma largura superior a 6 mm e uma altura óssea superior a 12 mm, antes de iniciar a osteotomia. Após a colocação do implante, é importante assegurar a presença de, pelo menos, 1,5 mm de osso facial ou considerar a possibilidade de enxertar a área, se necessário. Esta preparação contribui para condições óptimas de estabilidade do implante e de sucesso a longo prazo.

Tratamento

Após a colocação do implante, se houver menos de 1,5 mm de osso no lado facial da crista, é aconselhável considerar a possibilidade de enxertar o local, de preferência com osso autógeno. Este tipo de osso pode ser recolhido a partir de fragmentos acumulados durante a preparação de osteotomias com brocas cirúrgicas. A consistência do osso autógeno permite um acondicionamento simples, minimizando o risco de migração do enxerto. É importante notar que o osso de aloenxerto não é a escolha preferida devido à sua tendência para migrar facilmente após a colocação e aos custos adicionais associados.

Complicações da cirurgia de desobstrução da fase II

1) **Punção de tecido Reduzindo a quantidade de tecido aderido**

Um método frequentemente utilizado para revelar um implante cicatrizado durante a cirurgia de fase II é a utilização de um punção de tecido ligeiramente maior do que o dispositivo implantado. Muitos profissionais preferem esta abordagem pela sua rapidez e simplicidade. No entanto, é fundamental estar ciente de que este método pode ter potenciais desvantagens para a saúde geral dos tecidos moles à volta do implante.

Desvantagens

A utilização de um punção de tecido é favorecida pela sua rapidez e simplicidade, não necessitando de reflexão do periósteo. No entanto, pode levar a potenciais problemas protéticos e a longo prazo, reduzindo o tecido aderente disponível. Esta técnica envolve a colocação do punção de tecido diretamente sobre o implante, exercendo pressão para descobrir o parafuso de cobertura do implante. No entanto, a desvantagem é o sacrifício de tecido queratinizado, que muitas vezes excede o diâmetro do implante (Figura 9).

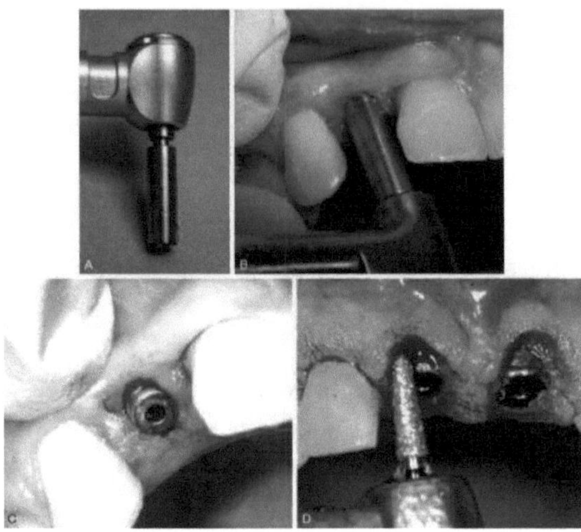

Figura 9 - Punção de tecido. (A-B) Punção de tecido utilizado quando o tecido aderente inadequado resulta frequentemente num defeito mucogengival. {C} Falta de tecido aderente suficiente para a prótese final devido à remoção excessiva de tecido. {D} Deve ter-se cuidado ao utilizar uma peça de mão de alta velocidade e uma broca de diamante, pois podem ocorrer danos no corpo do implante.

Prevenção

Evitar a utilização de um furador de tecido se não houver tecido queratinizado suficiente (<3 mm). Além disso, evite utilizar um punch de tecido significativamente maior do que o módulo da crista do implante para evitar a remoção excessiva de tecido.

Tratamento

Em casos de tecido queratinizado inadequado, considere a possibilidade de efetuar uma incisão ligeiramente lingual para criar um retalho de tecido mole para descobrir os implantes. O enxerto de tecido, utilizando auto-enxerto ou AlloDerm, pode ser empregue para aumentar o volume de tecido anexado à volta do implante.

2) Defeitos ósseos no momento da descoberta:

Nalguns casos, durante a segunda fase da cirurgia de implantes, pode surgir um defeito vertical ou horizontal à volta do implante exposto. Isto representa um desafio para o médico no que diz respeito à decisão adequada a tomar.

Etiologia/Prevenção

Estes defeitos partilham frequentemente causas com a exposição prematura do implante, incluindo traumatismo da crista óssea durante a cirurgia, volume ósseo inadequado antes da colocação, binário excessivo durante a inserção do implante (especialmente com módulos de crista mais largos), flexão ou torção óssea na mandíbula posterior, hábitos do paciente que sobrecarregam os implantes durante a cicatrização, abertura da linha de incisão, infeção pós-operatória, contaminação da superfície do implante, perda óssea idiopática ou factores de cicatrização associados a doenças sistémicas. Para minimizar a perda óssea pós-colocação de implantes, é crucial dar prioridade a um planeamento de tratamento adequado e empregar técnicas cirúrgicas sólidas.

❖ **Defeitos verticais**

Tratamento

Quando se trata de um defeito vertical à volta de um implante, o objetivo é assegurar uma saúde óptima dos tecidos e a estabilidade do implante.

Processo de Curetagem:

- Utilize uma cureta para eliminar suavemente o tecido mole no defeito vertical identificado.
- Ao contrário das raízes dos dentes, evite raspar a superfície do implante, uma vez que o tecido fibroso é pouco aderente e facilmente removível.
- Tenha cuidado para evitar riscar ou contaminar o implante durante o procedimento.

Avaliação óssea:

- Avaliar a extensão da perda óssea para determinar a exequibilidade da revelação do implante.
- Utilizar uma broca de escova de arame se existir tecido mole à volta das roscas, assegurando uma superfície de implante limpa.

• Avaliar a perda óssea, com o objetivo de obter menos de 3 mm para uma potencial descoberta do implante.

Brocas especiais para escovas:

• Utilizar brocas especiais, como as da Salvin, para remover delicadamente qualquer tecido remanescente da superfície do implante (Fig. 5.19).

• Estas brocas ajudam a efetuar uma limpeza meticulosa sem comprometer a integridade do implante.

Esta abordagem abrangente assegura que a remoção dos tecidos moles é efectuada com precisão e atenção à manutenção de um ambiente saudável para o implante. As ferramentas especializadas contribuem para o sucesso global do procedimento, promovendo condições óptimas para as fases subsequentes do tratamento com implantes (Figura 10).

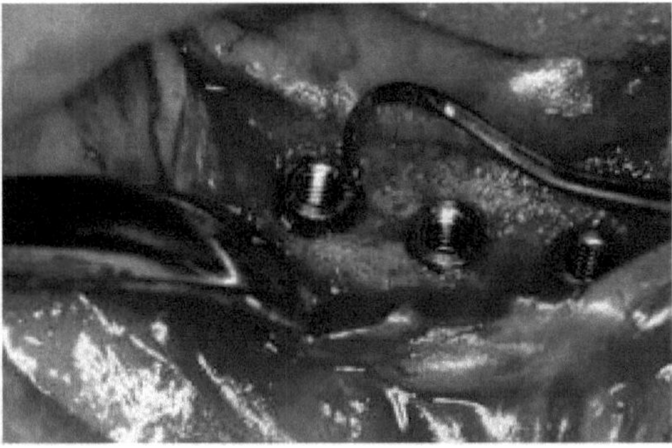

Figura 10 - Remoção de tecido do defeito. {De Misch CE: Contemporary implant dentistry, ed 3, St Louis, 2008, Mosby}.

Gestão de defeitos verticais superiores a 3,0 mm:

Quando confrontado com um defeito vertical à volta do implante que ultrapassa 3,0 mm, é implementada uma abordagem estratégica que envolve o enxerto e a gestão dos tecidos moles para obter resultados óptimos.

Colocação de enxerto ósseo/membrana de barreira:

• Se a profundidade do defeito vertical exceder 3 mm em mais de 25% da circunferência do implante, é cuidadosamente posicionado um enxerto ósseo/membrana de barreira sobre a área afetada.

• Isto funciona como uma barreira protetora, impedindo o crescimento de tecidos moles no defeito e criando um ambiente propício à cicatrização do enxerto ósseo contra a superfície do implante.

Reaproximação de tecidos moles:

- Após a colocação do enxerto, é efectuada uma reaproximação meticulosa do tecido mole para promover uma cicatrização adequada.

Atraso na descoberta:

- É instituído um adiamento prudente da segunda fase da recuperação, que dura normalmente 2 a 4 meses, consoante a dimensão do defeito.
- Este atraso permite uma regeneração óssea óptima no interior do defeito antes das fases seguintes do procedimento de implante.

Considerações sobre fios expostos:

- Nos casos em que a perda óssea expõe as roscas do implante, a capacidade de regenerar o osso após a descoberta e a carga fica comprometida.
- Os implantes não expostos são menos susceptíveis de serem contaminados, uma vez que foram protegidos por tecidos moles.

Colheita de osso vital:

- O osso vital de áreas expostas, não envolvido no suporte do implante, pode ser colhido e colocado no defeito vertical.
- A aplicação de overpacking no defeito e na região circundante aumenta a probabilidade de uma regeneração óssea bem sucedida.

Enxerto ósseo autólogo particulado com membrana reabsorvível:

- Para defeitos superiores a 3 mm, o método de correção preferido envolve um enxerto de osso autólogo particulado.
- Este enxerto é acompanhado pela aplicação de uma membrana reabsorvível, como o AlloDerm ou o Biomend.
- O tecido mole é meticulosamente reaproximado sobre a membrana, o enxerto ósseo e o implante durante mais 8 a 12 semanas de cicatrização.

Decisão sobre defeitos de maiores dimensões:

- Defeitos verticais maiores, que representem metade ou mais da altura total do implante, podem exigir a remoção do implante para uma correção mais eficaz.

Esta abordagem abrangente assegura uma resolução sistemática e eficaz dos defeitos verticais, promovendo uma regeneração óssea bem sucedida e mantendo um ambiente favorável para os procedimentos de implantes subsequentes.

Tratamento de defeitos verticais inferiores a 3,0 mm:

Quando se depara com um defeito ósseo vertical à volta de um implante com menos de 3,0 mm, é utilizada uma abordagem diferenciada, considerando várias opções cirúrgicas adaptadas à condição específica (Figura 11).

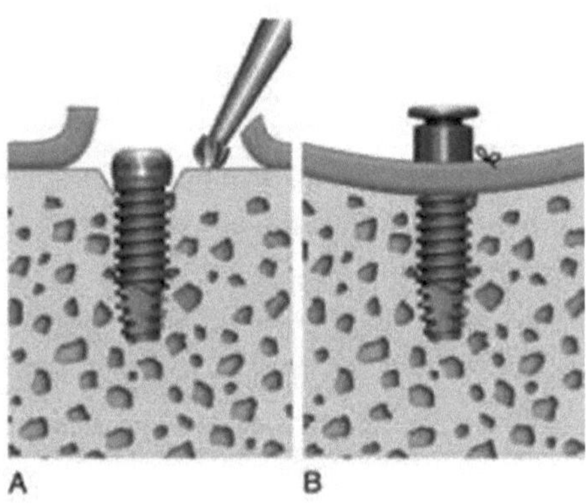

Figura 11 - Osteoplastia com broca. {De Misch CE: Contemporary implant dentistry, ed 3, St Louis, 2008, Mosby}.

Descoberta de implantes e pilar protético:

- Nos casos em que o defeito vertical é inferior a 3 mm, o implante pode ser descoberto e utilizado como pilar protético.
- Após a remoção dos tecidos moles, é efectuada uma avaliação completa do osso circundante.

Osteoplastia para eliminação de defeitos:

- A primeira opção cirúrgica consiste em efetuar uma osteoplastia para eliminar o defeito vertical.
- Isto é particularmente aplicável quando a interface osso-implante reduzida não compromete o suporte protético ou a estética.
- Simultaneamente, um pilar permucoso (PME) é colocado durante a mesma consulta para facilitar o procedimento protético.

Curetagem e enchimento de auto-enxerto:

- O segundo método de correção de um defeito vertical inferior a 3 mm implica uma curetagem cuidadosa do defeito.

- A região é então preenchida com um auto-enxerto, promovendo a regeneração óssea e a estabilidade.
- A incorporação de um PME na mesma consulta facilita o procedimento, com a aproximação dos tecidos à volta do local.

- **Utilização da membrana de barreira para a espessura do tecido mole:**
- Quando se pretende um tecido mole mais espesso à volta do local do implante, pode ser estrategicamente utilizada uma membrana de barreira, como a AlloDerm.
- A membrana é colocada sobre o local do implante e coberta com tecido mole, contribuindo para aumentar o volume do tecido mole.

Considerações específicas do paciente:

- A escolha entre osteoplastia e curetagem com auto-enxerto é influenciada por factores como a interface osso-implante, requisitos protéticos e considerações estéticas.

Esta abordagem multifacetada assegura que os defeitos verticais inferiores a 3,0 mm são tratados com precisão, considerando tanto a regeneração óssea como o aumento dos tecidos moles. Ao adaptar o procedimento às necessidades individuais do paciente, são alcançados resultados óptimos em termos de suporte protético e estética.

Correção de defeitos verticais utilizando uma técnica de cunha:

Quando confrontados com um defeito vertical nas regiões mesial e distal em redor de um implante, uma nova abordagem envolve a utilização estratégica de um osteótomo em forma de cunha para promover a regeneração óssea e assegurar um resultado bem sucedido do implante (Figura 12).

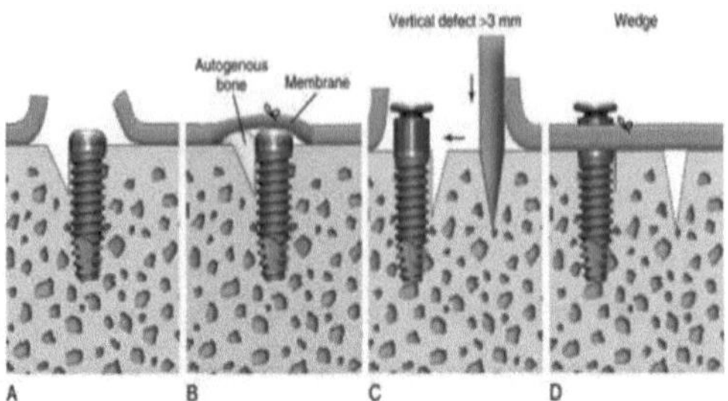

Figura 12 - Um método para corrigir um defeito vertical inferior a 3 mm {A} consiste em curetar o defeito e preencher a região com um auto-enxerto {B}. O implante pode ser exposto com uma extensão permucosa ou coberto por uma membrana quando se pretende uma espessura adicional de tecido mole. {C} O implante à esquerda tem um defeito vertical com menos de 3 mm de profundidade. {D} É introduzida uma cunha no osso no lado adequado e o osso vital é empurrado para cima contra o implante. {De Misch CE: Contemporary implant dentistry, ed 3, StLouis, 2008, Mosby}.

Inserção da cunha longe do corpo do implante:

- Uma terceira alternativa consiste em introduzir uma cunha no osso a vários milímetros de distância do corpo do implante.
- Este osteótomo em forma de cunha é cuidadosamente introduzido no osso distal, exercendo pressão e comprimindo o osso vital contra o corpo do implante.

Criação de um defeito em forma de cunha:

- O resultado é um defeito em forma de cunha no rebordo, posicionado a uma distância do próprio implante.
- É importante salientar que este defeito está rodeado por osso existente, promovendo um ambiente propício à cicatrização sem complicações consequentes.

Correção de defeitos verticais faciais ou linguais:

- Para defeitos verticais faciais ou linguais, é utilizado um instrumento rombo em conjunto com um martelo.
- Ao comprimir o osso facial ou lingual contra o corpo do implante, esta técnica não só corrige o defeito, como também introduz osso vivo e viável (autógeno)

proximal ao implante.

Colocação do pilar permucoso (PME):

- O procedimento é completado com a colocação de um pilar permucoso (PME) durante a mesma consulta.
- Este pilar facilita as fases seguintes do processo de implantação.

Ao utilizar esta técnica de cunha, o médico garante que a regeneração óssea é ativamente promovida nas áreas que rodeiam o implante. A vantagem do método reside na sua capacidade de corrigir defeitos verticais enquanto introduz osso vital, contribuindo assim para um ambiente favorável ao processo de cicatrização. A incorporação de um PME simplifica ainda mais a restauração global do implante, assegurando um resultado abrangente e bem sucedido para o paciente.

❖ **Defeitos horizontais**

Abordagem abrangente ao tratamento de defeitos ósseos horizontais à volta do corpo do implante:

Quando confrontados com um defeito ósseo horizontal que circunda o corpo do implante, podem ser utilizadas várias estratégias de tratamento com base na extensão do defeito.

Defeitos de comprimento superior a meio comprimento:

- Nos casos em que a perda óssea horizontal excede mais de metade do comprimento do corpo do implante, uma abordagem judiciosa envolve a remoção cirúrgica do implante.
- A esta etapa crucial segue-se o enxerto do local durante a consulta de recuperação, preparando o terreno para a subsequente substituição do implante no futuro.

Ao optar por este plano de tratamento abrangente, o médico trata as deficiências ósseas horizontais significativas para garantir condições óptimas para a futura colocação do implante. A combinação estratégica de remoção de implantes e enxerto sublinha o compromisso de alcançar o sucesso a longo prazo e a estabilidade da restauração suportada por implantes. Esta abordagem dá prioridade ao bem-estar do paciente, estabelecendo as bases para uma intervenção robusta e eficaz com implantes quando as condições forem favoráveis.

Abordagens óptimas para o tratamento do osso horizontal Menos de metade do comprimento:

Quando confrontados com uma perda óssea horizontal que abranja menos de 50% do corpo do implante, os clínicos têm à sua disposição métodos fiáveis para garantir uma resolução eficaz e apoio para intervenções protéticas subsequentes.

Redução da espessura dos tecidos moles:

- A abordagem mais fiável envolve a redução da espessura dos tecidos moles para diminuir a profundidade de sondagem à volta do implante.
- É utilizado o reposicionamento apical do tecido mole, expondo um segmento do corpo do implante dentro da cavidade oral.
- Para as áreas onde os fios ou uma superfície rugosa estão expostos acima do osso, a utilização meticulosa de uma pedra de óxido de alumínio ("branco") e de uma roda de borracha, juntamente com irrigação abundante, ajuda a alisar a região e a limitar a acumulação de placa.
- Nas regiões estéticas, pode ser colocada uma prótese cimentada no corpo do implante para restaurar a funcionalidade e o aspeto.

Crescimento ósseo acima do defeito:

- Outra estratégia viável para tratar a perda óssea horizontal é estimular o crescimento ósseo acima do defeito, especialmente quando a prótese final é uma prótese fixa 1 (FP-1) ou quando é necessária uma resistência adicional da interface osso-implante.
- Principais etapas:
- Utilizar osso autógeno para enxerto, colhido e colocado na crista após curetagem completa para melhorar o fornecimento de sangue e o fenómeno de aceleração regional.
- Utilizar uma membrana de barreira para evitar o crescimento de tecido fibroso na região enxertada.
- Abordar a potencial presença de bactérias anaeróbias no corpo do implante através da remoção mecânica.
- Antes de efetuar o enxerto, remover os parafusos de cobertura da primeira fase, lavando a cavidade interna do corpo do implante com clorexidina a 0,12%.
- Obter o encerramento primário reaproximando os tecidos sobre o enxerto

ósseo e a membrana.

• A recuperação da segunda fase é adiada por cerca de 3 a 4 meses, dependendo do tamanho do defeito horizontal e do progresso da integração do enxerto ósseo. Ao selecionar estrategicamente entre estas duas opções de tratamento, os médicos adaptam a sua abordagem às características específicas da perda óssea horizontal, assegurando uma base óptima para as fases subsequentes da restauração com implantes.

3) Espessura excessiva do tecido na cirurgia da fase II

Avaliação da espessura do tecido da crista: Durante a avaliação da espessura do tecido da crista, é crucial obter uma profundidade de bolsa óptima à volta do implante. Um tecido mole com mais de 4 mm pode levar a condições subóptimas, afectando o sucesso do processo de implantação (Figura 13).

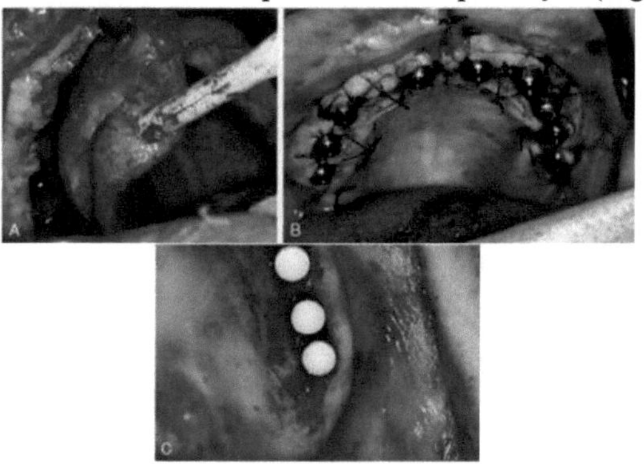

Figura 13 - {A} É feita uma incisão no lado periosteal do retalho palatino e o tecido conjuntivo excessivo é excisado para diminuir a espessura total do tecido palatino. {B} O tecido com uma espessura reduzida pode então ser aproximado em torno de extensões permucosas com 3 a 5 mm de altura. {C} É frequentemente efectuada uma gengivoplastia em áreas abundantes de tecido queratinizado e aderente, como no palato, para reduzir a profundidade do sulco à volta do implante. {De Misch CE: Contemporary implant dentistry, ed 3, St Louis, 2008, Mosby}.

Compreender a etiologia: A espessura excessiva dos tecidos é uma ocorrência comum, particularmente na maxila posterior e entre os pacientes com um biótipo espesso, quando os implantes são colocados em rebordos edêntulos. Este fenómeno pode persistir antes e depois da cirurgia de implantes.[66-67]

Medidas preventivas: Para abordar preventivamente a espessura excessiva do tecido, deve ser efectuada uma avaliação pré-operatória do tecido. O adelgaçamento do tecido durante a consulta de colocação do implante é uma estratégia proactiva para mitigar potenciais complicações.

Abordagem de tratamento: Nos casos em que a espessura do tecido ultrapassa o intervalo ideal, é essencial um plano de tratamento estratégico.

- O alívio do tecido da superfície periosteal, especialmente no retalho labial, é efectuado até atingir uma espessura inferior a 3 mm.
- Para casos com tecido aderente abundante na região palatina dos implantes maxilares, pode ser considerada uma gengivoplastia.
- Nos cenários em que o tecido requer um reposicionamento apical ou atinge uma espessura de 3 a 4 mm, a técnica do sulco de sutura entra em ação.

Implementação da técnica de ranhura de sutura:

- É cuidadosamente colocada uma sutura adjacente ao pilar de cicatrização (PME) e atada de forma segura para baixar o nível do tecido.
- A pinça de tecido levanta delicadamente a sutura da linha de incisão.
- A sutura é rodada para formar um laço, que é depois colocado sobre o pilar de cicatrização alargado e na ranhura da sutura ou sob a tampa de cicatrização.
- A amarração segura da sutura assegura a ancoragem do tecido à altura da ranhura da sutura.
- Esta técnica, replicada no outro lado do pilar de cicatrização, impede efetivamente que o tecido se eleve e ultrapasse a tampa de cicatrização durante a fase crítica da cicatrização dos tecidos moles (Figura 14).

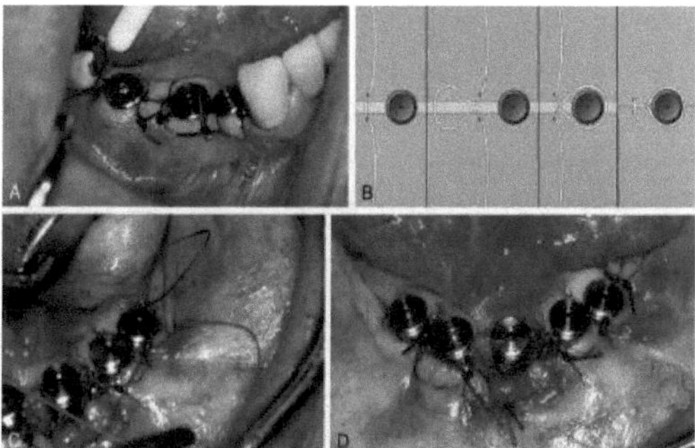

Figura 14 - {A} O sulco de sutura ajuda a reposicionar apicalmente o tecido, de modo a que este permaneça com menos de 3 a 5 mm de espessura para reduzir a profundidade do sulco. {B} O sulco de sutura na extensão permucosa pode ser utilizado para enrolar a sutura à volta do sulco e atar o tecido numa posição mais apical. {C} O implante mais distal à direita tem tecido móvel à sua volta, que é difícil de reposicionar apicalmente. A sutura é colocada no aspeto distal e enrolada sobre a ranhura de sutura para atuar como um retentor de tecido mole. {D} Quando a sutura é atada à volta da extensão da permucosa, posiciona apicalmente o tecido à volta dos implantes. {De Misch CE: Contemporary implant dentistry, ed 3, St Louis, 2008, Mosby}.

Ao combinar uma avaliação meticulosa, medidas preventivas e uma abordagem de tratamento personalizada, os médicos podem navegar e atenuar os desafios associados à espessura excessiva do tecido da crista, contribuindo para o sucesso global das cirurgias de implantes.

4) Perda da papila após a descoberta (técnica do dedo dividido)

Preservação da arquitetura dos tecidos moles durante a remoção de implantes: Uma abordagem proactiva

Garantir uma arquitetura ideal dos tecidos moles: Quando a interface implante-osso é considerada satisfatória, a revelação do corpo do implante requer uma análise cuidadosa da estética final dos tecidos moles. A manutenção da arquitetura adequada dos tecidos moles é vital para evitar problemas como a recessão gengival ou a perda de papila.

Estratégias de prevenção: Na procura de resultados ideais para os tecidos moles, podem ser utilizadas várias estratégias, especialmente em áreas críticas como a região anterior do maxilar. Uma técnica de prevenção digna de nota é a "técnica do dedo dividido", como concebida por Misch.[68]

A técnica Splitfinger: A técnica splitfinger é uma abordagem inovadora concebida para melhorar a altura da papila à volta do corpo do implante durante o procedimento de descolagem da fase II.[68] Ao implementar esta técnica, os médicos pretendem abordar proactivamente os potenciais desafios relacionados com a estética dos tecidos moles.

Ao adotar uma abordagem preventiva como a técnica splitfinger, os médicos podem contribuir para a preservação e melhoria da arquitetura dos tecidos moles, assegurando resultados óptimos durante e após o processo de descolagem do implante.

Implementação da abordagem Split-Finger: Em cenários que exijam um aumento da altura da papila, a técnica do dedo dividido entra em ação. Esta técnica pode ser combinada com um enxerto de tecido conjuntivo ou AlloDerm para um aumento adicional do tecido. Este procedimento pode ser efectuado durante a cirurgia de inserção se for preferível uma abordagem numa só fase. Após o ajuste dos tecidos moles, a manutenção do contorno de emergência desejado envolve duas opções principais (Figura 15).

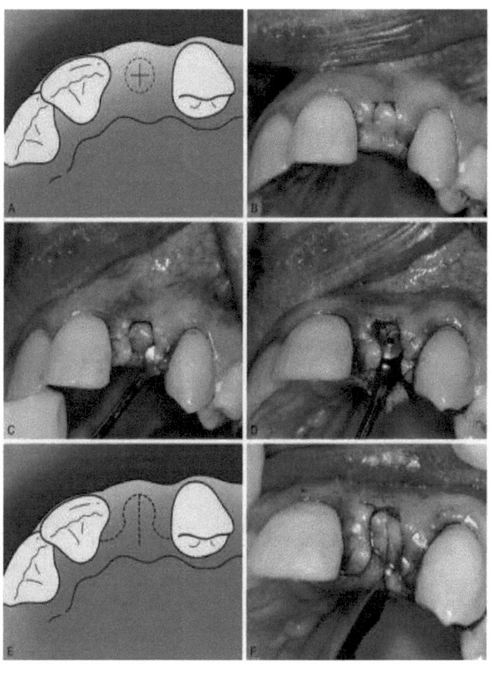
A
B
C
D
E
F

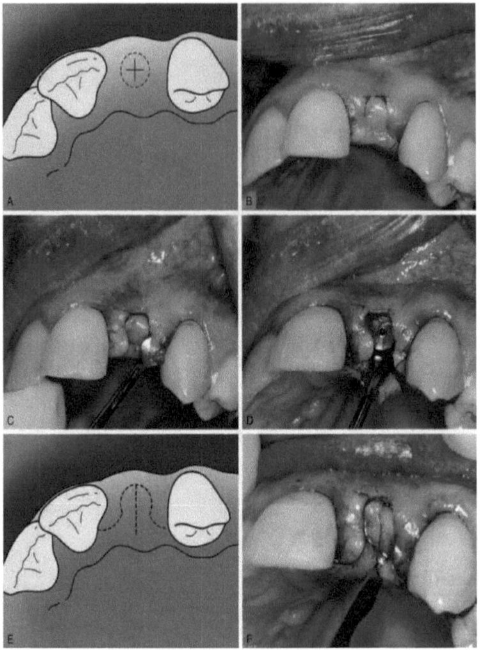

Figura 15 - {A} Quando a altura desejada da papila é quase perfeita, pode ser utilizada uma técnica de dedo dividido. {B} Uma incisão é feita no sulco dos dentes adjacentes e continua a partir do aspeto palatino de cada dente por 1,5 a 2,0 mm e faz um loop para a face, paralelamente aos dentes interproximais adjacentes. As incisões ligam-se então no aspeto facial na emergência médio-facial desejada da coroa. {C} Os dedos faciais são elevados facialmente. {D} O dedo palatino é refletido palatalmente. {E} O dedo palatino é dividido em duas secções {mesial e distal}. {F} Isto cria quatro dedos de interface {dois na face e um na direção do palato}. {G} O pilar do implante {ou extensão permucosa} é adicionado e cada dedo palatino dividido é posicionado sob o dedo facial correspondente. {H} Os dedos palatinos divididos são rodados e apoiam o dedo facial correspondente. {O pilar do implante e os dedos faciais elevados estão em posição. {J} A coroa provisória é cimentada e os dedos são suturados na posição correcta. {Após a maturação dos tecidos moles, é fabricada a coroa definitiva. {L} A coroa final em posição com as papilas interdentais corretamente desenvolvidas. {De Misch CE: Contemporary implant dentistry, ed 3, St Louis, 2008, Mosby}.

Inserção do pilar PME: A inserção de um pilar PME (Permucosal Extension) é a primeira opção. O tamanho e a forma do pilar devem ser menores do que o contorno cervical da coroa final, estendendo-se através do tecido em 1 a 2 mm. A emergência do pilar PME facilita o desenvolvimento inicial da forma dos tecidos moles. É crucial evitar um pilar PME de perfil largo, que poderia induzir a contração gengival e impedir o processo de moldagem pelo dentista restaurador. Durante as semanas iniciais, uma prótese de transição recontornada encaixa-se sobre o tampão de cicatrização até à primeira consulta protética, permitindo que o tecido mole se adapte ao pilar de cicatrização ou ao dispositivo permucoso. Normalmente, são necessárias 4 a 6 semanas para uma maturação óptima dos tecidos.

Manutenção das papilas interdentais: Para manter as papilas interdentárias à volta de um implante, é adoptada uma abordagem meticulosa. É efectuada uma incisão estratégica nos sulcos gengivais dos dentes adjacentes, iniciando no ângulo da linha distolingual e formando um laço no ponto de emergência facial da coroa do implante. Isto cria dois "dedos" de, pelo menos, 2 mm de largura adjacentes a cada dente natural. Após a elevação, estes dedos faciais tornam-se os aspectos definidores das papilas interdentárias. Simultaneamente, é criado um palato central.

PLANEAMENTO E MANUTENÇÃO DE IMPLANTES PARA RESULTADOS ÓPTIMOS EM TECIDOS MOLES

O paciente edêntulo

Ao avaliar os tecidos moles em pacientes totalmente edêntulos, deve concentrar-se num exame clínico específico para verificar a condição dos tecidos moles e a presença de mucosa queratinizada.[69] O debate sobre a necessidade de mucosa queratinizada à volta dos implantes dentários precisa de ser esclarecido antes de avaliar os tecidos moles. Num estudo com animais, Warrer K, Buser D, Lang N, et al., em 1995, sugeriram que a ausência de mucosa queratinizada peri-implantar levava à recessão dos tecidos moles devido à acumulação de placa.[70] Num estudo em humanos, Schrott A, Jimenez M, Hwang J, et al., em 2009, sugeriram que, com 307 implantes para uma prótese mandibular fixa de arcada completa, a falta de mucosa queratinizada peri-implantar estava associada a recessão dos tecidos moles vestibulares, acumulação de placa lingual e hemorragia.[71] No entanto, a placa bacteriana bucal e a hemorragia não foram correlacionadas com o facto de os indivíduos terem mucosa queratinizada peri-implantar. Noutro estudo humano, Wennstro¨m J, Bengazi F, Lekholm U, et at.em 1994, avaliaram o impacto da largura da mucosa queratinizada na saúde dos tecidos moles peri-implantares, 24% dos locais não tinham mucosa queratinizada, 13% tinham menos de 2 mm, 61% apresentavam mobilidade da margem dos tecidos moles à volta dos implantes.[72] Concluiu-se que a ausência de mucosa queratinizada não teve impacto na mobilidade dos tecidos moles peri-implantares, o que desafia os resultados anteriores. Por conseguinte, a hemorragia à sondagem indica mais a saúde dos tecidos peri-implantares do que a presença de mucosa queratinizada. Clinicamente, é preferível inserir implantes dentro da mucosa queratinizada, mas a saúde geral dos tecidos moles à volta de um implante é mais influenciada pela higiene oral e pela inflamação do que a presença de mucosa queratinizada.

O paciente parcialmente edêntulo

Em Implantologia, é crucial conseguir uma estética agradável, especialmente em áreas visíveis. A estrutura gengival molda o aspeto da restauração com implantes, desempenhando um papel fundamental na imitação dos dentes naturais.[73]

Para planear procedimentos de implantes em espaços onde faltam dentes, surgem desafios cirúrgicos e de restauração. A avaliação dos tecidos moles antes dos procedimentos com implantes é essencial para prever o sucesso do tratamento. Em 1982, Kopp FR, Belser U, et al. propuseram critérios específicos para a estética dentária, incluindo o exame periodontal, o mapeamento do rebordo, a sondagem óssea e a avaliação do biótipo gengival.[74]

Quando um dente vai ser substituído por um implante, a avaliação dos tecidos moles começa com um exame periodontal do dente específico e dos dentes adjacentes. A sondagem periodontal e as radiografias periapicais ajudam a determinar os níveis de fixação e a identificar quaisquer problemas. Os níveis de fixação dos dentes adjacentes influenciam a altura do osso interproximal e dos tecidos moles. Para locais edêntulos, o mapeamento do rebordo envolve a medição da espessura dos tecidos moles e a transferência destas medições para um molde para avaliar o perfil dos tecidos moles, a morfologia óssea e as dimensões.[75]

A sondagem óssea, uma técnica que detecta a altura do osso, é utilizada para dentes a serem extraídos e imediatamente substituídos por um implante. Requer perícia e medições precisas da morfologia da coroa do dente e da espessura da crista alveolar.

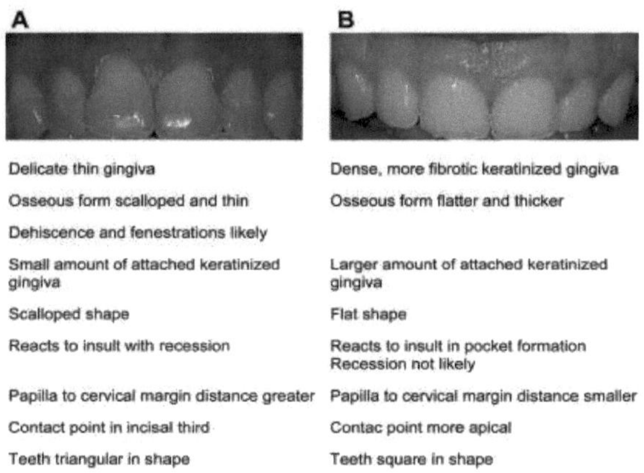

Figura 16 - {A} Biótipo periodontal fino e recortado. {B} Biótipo periodontal plano e espesso.

O exame dos tecidos moles inclui a avaliação do biótipo gengival do local do implante e dos dentes adjacentes. Os biótipos finos e espessos têm características distintas, afectando a suscetibilidade à recessão após procedimentos cirúrgicos (Figura 16). Os biótipos finos (Figura 16.A) estão associados a maiores riscos de recessão, especialmente na colocação imediata de implantes, em comparação com os biótipos espessos mais resistentes (Figura 16.B).[76-79]

Colocação de implantes

Ao colocar implantes dentários, é crucial considerar a sua posição tridimensional, alinhando com os princípios biológicos e protéticos para uma restauração óptima. A relação entre o osso e os implantes molda os contornos dos tecidos moles, incluindo a papila interproximal, influenciando o resultado estético.

Para obter resultados estáveis nos tecidos moles, aplicam-se directrizes de colocação específicas quando a qualidade do osso é boa:

- 1. A colocação apicocoronal da plataforma do implante dentário deve ser posicionada 3 mm abaixo do tecido marginal facial[80] (Fig. 2).
- O espaço de 3 mm é necessário no pilar protético para a formação da largura biológica.
- Um perfil de emergência ideal das restaurações de implantes necessita de espaço para uma transição suave da plataforma circular do implante para o pilar e coroa triangulares ou quadrados.
- Existe espaço disponível para a colocação de margens de restauração abaixo do tecido mole marginal.
- A possibilidade de recessão dos tecidos moles marginais peri-implantares é mais provável à medida que o doente envelhece.

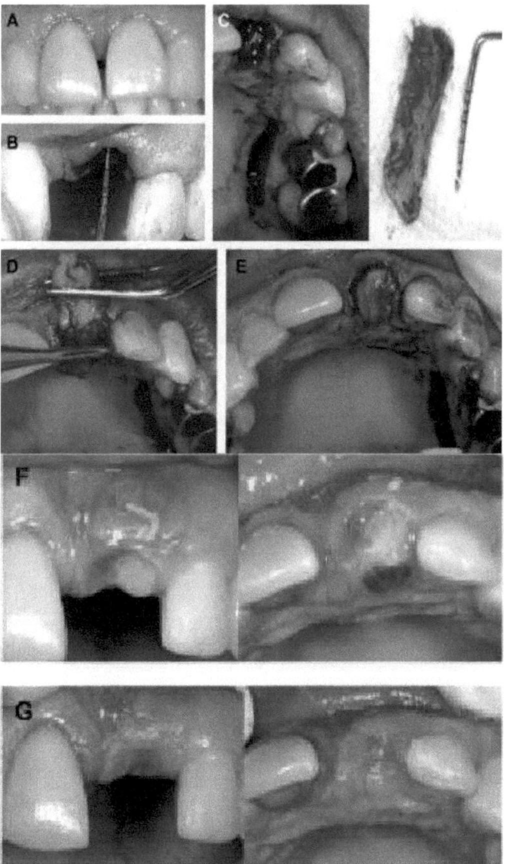

Figura 17 - {A} Altura gengival à volta do nº 9 antes da extração. {B} O #9 foi extraído e foram colocados um implante e um enxerto ósseo; ponta da sonda colocada no topo da plataforma do implante. {C} Enxerto de tecido conjuntivo subepitelial colhido do palato. {D} Enxerto de TC colocado numa bolsa no aspeto palatino e facial. {E} O enxerto CT cobre o implante e o enxerto. {F} Cicatrização dos tecidos moles às 2 semanas. {G} Cicatrização dos tecidos moles após 2 meses.

• Bucolingualmente, o implante é colocado de modo a que o aspeto exterior da sua plataforma fique a 1 mm palatino das margens faciais previstas da restauração. Alguns clínicos utilizam como orientação uma regra de colocação de 2 mm a partir da placa cortical facial, antecipando a perda óssea lateral de 1,4 mm.[81] Kan J, Rungcharassaeng K, et at.em 2003 recomendaram que o posicionamento vestibulolingual fosse 1 mm palatino em relação aos perfis de emergência facial dos dentes adjacentes, não inferior a 1 mm devido ao risco de perda de osso facial e tecido mole.[82]

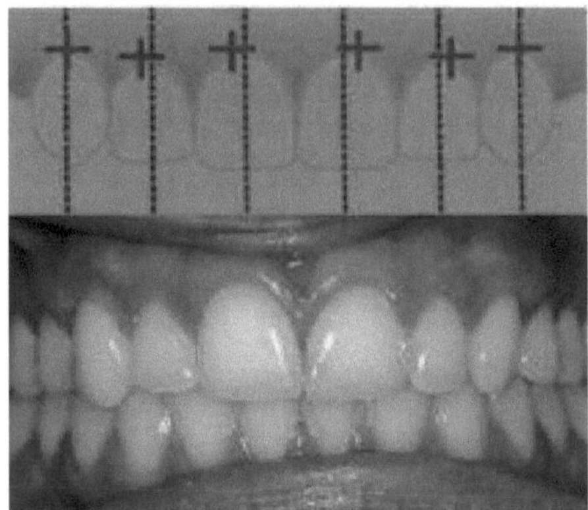

Figura 18 - Localização do zénite gengival. + Indica a localização do zénite gengival situado distalmente ao longo eixo dos incisivos superiores.

• A plataforma do implante está localizada no mesmo eixo com o zénite gengival e 3 mm abaixo da margem livre do tecido mole. Magne e Belser, et al., em 2002, sugeriram que o zénite gengival é distal ao eixo longo dos dentes anteriores superiores.[83] Rufenacht CR, et al.em 2000 observou que o zénite gengival dos incisivos laterais está na mesma linha do seu longo eixo, que apenas os incisivos centrais e laterais têm o zénite gengival no terço distal do dente[84] (Fig. 3)
Estas directrizes são essenciais para obter e preservar uma morfologia e características favoráveis dos tecidos moles à volta dos implantes dentários durante um período prolongado.

ESPAÇAMENTO ENTRE IMPLANTES

Para preservar o osso e os tecidos moles à volta dos implantes e das coroas, são recomendadas directrizes de espaçamento específicas. A distância mínima entre um dente e um implante é de 1,5 mm, com base num estudo efectuado por Esposito M, Ekestubbe A, Gro¨ndahl K, et al. em 1993.[85] Embora a perda óssea aumente com a redução da distância, apenas 17% da variação é atribuída a este fator, sugerindo que outros factores desempenham um papel importante. Para o espaçamento entre implantes provisórios, recomenda-se um mínimo de 3 mm num protocolo de implantes de 2 fases. Tarnow D, Cho S, Wallace S, et al, em 2007, descobriram que os implantes a uma distância de 3 mm entre si apresentavam 1,04 mm de perda óssea interproximal, em comparação com 0,45 mm quando a distância era superior a 3 mm.[53] Para fazer face à potencial perda óssea, Grunder U, Gracis S, Capelli M, et al., em 2005, propuseram o aumento vestibular para locais com menos de 3 mm de osso entre implantes, recomendando o aumento da espessura óssea para, pelo menos, 2 mm, idealmente 4 mm, para suportar e manter a papila interproximal.[81]

O cumprimento das directrizes de colocação de implantes tridimensionais e dos requisitos de espaçamento pode levar à utilização de implantes de pequeno diâmetro na zona estética. Estes implantes mais pequenos ajudam a preservar o osso entre os implantes e entre os implantes e os dentes, proporcionando um suporte adequado para o desenvolvimento dos tecidos moles que imita a dentição natural.

Aumento cirúrgico de tecidos moles à volta de implantes dentários

A gestão dos tecidos moles peri-implantares envolve procedimentos como os efectuados à volta dos dentes naturais, como a cobertura da raiz, a reconstrução da papila, o aumento do rebordo e a preservação do rebordo. Estes procedimentos podem ser efectuados durante a extração do dente antes da colocação do implante, no momento da colocação do implante, quando o implante está descoberto, ou mesmo após a colocação da restauração final.[86] Embora os implantes dentários tenham mostrado resultados consistentes a longo prazo na substituição de dentes em falta, vários factores, como o tecido gengival fino e uma linha de sorriso alta, podem complicar a estética, especialmente no maxilar superior frontal. Para enfrentar estes desafios, foram sugeridas diferentes técnicas de aumento dos tecidos moles para melhorar os resultados estéticos, tratando questões como defeitos de deiscência e melhorando a cicatrização dos tecidos moles, mesmo em conjunto com a regeneração óssea guiada durante a colocação imediata de implantes em alvéolos de extração maxilar.[87-95]

TÉCNICAS CIRÚRGICAS DE AUMENTO

Enxertos pediculares

Várias técnicas de gestão de tecidos moles em redor de implantes dentários têm sido discutidas na literatura. Um método envolve a utilização de retalhos palatinos para a cobertura de implantes após a extração e o tratamento de defeitos peri-implantares na maxila. Em 1999, Nemcovsky C, Artzi Z, Moses O, et al. introduziram a técnica do retalho palatino dividido e rodado (RSPF), utilizada principalmente quando a espessura da mucosa palatina excede os 4 mm.[90] O procedimento envolve a elevação de um retalho palatino mucoperiosteal de espessura total, a extração do dente, a colocação do implante ligeiramente palatino e descentrado, a divisão do retalho palatino em camadas profundas e superficiais, a colocação do retalho pediculado sob o retalho bucal para um encerramento primário completo dos tecidos moles (Figura 19). Também propuseram o retalho palatino rotacionado de espessura total (RPF) para casos com espessura gengival palatina de 5 mm ou menos.[91] Isto envolve a realização de uma incisão interna biselada profunda, a criação de um retalho palatino pediculado de espessura total, a elevação do retalho e a sua rotação para cobrir o local do implante. Em 2000, Khoury F, Happe A, et al. sugeriram o método do retalho de tecido conjuntivo subepitelial palatino, que envolve uma incisão paramarginal, a dissecção do retalho mucoperiosteal, a preparação de um retalho de tecido conjuntivo subepitelial e a sua utilização para cobrir defeitos.[92]

Em 2002, Goldstein M, Boyan B, Schwartz Z, et.al. descreveram a técnica do retalho palatino avançado, que inclui um retalho em forma de L com incisões paralelas, desepitelizando uma área triangular, avançando o retalho coronalmente para cobrir a área do implante sem tensão.[89]

Estas técnicas oferecem diferentes abordagens ao aumento dos tecidos moles, proporcionando opções para resultados estéticos óptimos na terapia com implantes dentários.

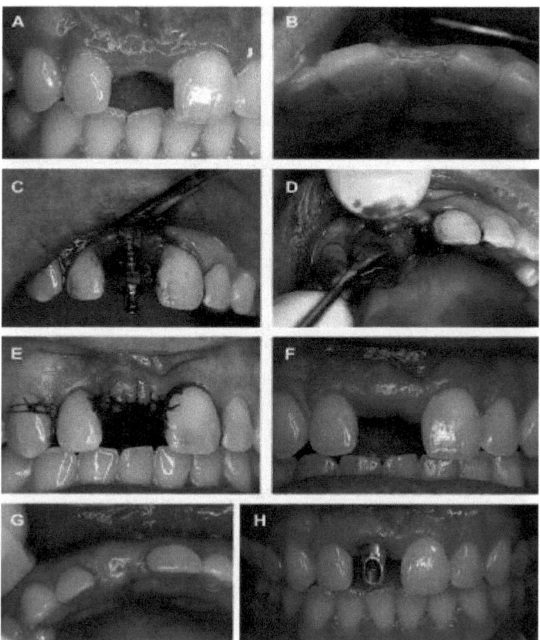

Figura 19 - {A} Um espaço edêntulo com perda de dimensão vertical. {B} Vista oclusal indicando a perda de dimensões bucolinguais. Trata-se de uma deformidade do rebordo de Siebert classe III. {C} O rebordo foi expandido e o implante colocado. {D} Foi preparado um enxerto palatino dividido e rodado sobre o local do implante. {E} Sutura do local. {Cicatrização após 6 meses. {G} A vista oclusal da cicatrização após 6 meses. {H} O zénite gengival na altura da colocação do pilar.

Enxertos gengivais livres

Os enxertos gengivais livres são utilizados para resolver potenciais problemas de tecidos moles à volta dos pilares permucosos dos implantes. O objetivo é prevenir a peri-implantite e a perda óssea associada, aumentando a quantidade de mucosa queratinizada perto do pilar do implante.[93] Pensa-se que esta abordagem oferece dois benefícios principais. Em primeiro lugar, acredita-se que o tecido queratinizado cria uma vedação mais estável num pilar liso de titânio ou zircónio, reduzindo o risco de migração do biofilme para a interface do implante. Em segundo lugar, um tecido queratinizado mais firme é menos suscetível à abrasão durante as práticas de higiene oral, melhorando potencialmente o prognóstico do implante ao minimizar o desconforto e a inflamação resultantes de uma higiene oral vigorosa. Nos casos de reconstruções com implantes totalmente edêntulos, são utilizadas técnicas de vestibuloplastia e de enxerto de tecido gengival livre para adquirir tecido queratinizado aderente na mandíbula edêntula anterior antes da colocação do implante, com o objetivo de melhorar o prognóstico a longo prazo.[94] Os enxertos gengivais livres são ocasionalmente aplicados na colocação imediata de implantes, onde um enxerto do palato cobre a superfície exposta do implante sem reposicionar o retalho mucoperiosteal.

Enxertos conjuntivos livres

A utilização de enxertos de tecido conjuntivo subepitelial à volta de implantes dentários teve origem na sua aplicação bem sucedida no recobrimento de superfícies radiculares expostas. Estes enxertos oferecem maior previsibilidade e uma correspondência de cor gengival clínica superior em comparação com os enxertos gengivais livres.[95] Os enxertos de tecido conjuntivo têm várias finalidades, actuando como uma barreira de tecido mole para implantes pós-extração imediata, estendendo-se sobre uma membrana de barreira, ou mesmo substituindo a membrana[96,97] (Figura 17). Bianchi A, Sanfilippo F, et al., em 2004, efectuaram um estudo que comparou a colocação imediata de implantes com enxertos de tecido conjuntivo subepitelial para restauração de um único dente com a colocação imediata de implantes isolados, tendo demonstrado uma taxa de sobrevivência cumulativa de 100% para ambos os grupos ao longo de nove anos.[97] No entanto, o grupo do enxerto de tecido conjuntivo demonstrou resultados mais favoráveis em termos de parâmetros peri-implantares de tecido mole e duro, bem como resultados estéticos, incluindo a largura da mucosa queratinizada, o alinhamento do perfil de emergência da coroa e a satisfação do paciente. Covani U, Marconcini S, Galassini G, et al. Em 2007, realizaram outro estudo, em que dentes com mau prognóstico foram submetidos a extração e os implantes foram imediatamente colocados sem refletir um retalho mucoperiosteal.[98] Posteriormente, foram aplicados enxertos de tecido conjuntivo para tratar a recessão gengival. Os investigadores consideraram esta abordagem cirúrgica uma opção de tratamento viável para casos com dentes não recuperáveis que apresentem recessão e ausência de gengiva aderente. Uma série de casos prospectivos avaliou o resultado da cicatrização da cobertura de deiscências de tecidos moles em locais de implantes. Os pacientes com defeitos de recessão da mucosa em locais de implantes foram submetidos a uma cobertura cirúrgica utilizando um retalho avançado coronalmente combinado com um enxerto de tecido conjuntivo livre. Embora tenha havido uma cobertura de 66% da deiscência e uma melhoria significativa, não foi possível obter uma cobertura completa da deiscência do tecido mole do implante em todos os locais. Mesmo em casos sem recessão pré-extração, existe uma tendência para o colapso gengival e para a migração apical da margem gengival, uma vez que as fibras gengivais que se ligam ao dente são cortadas. Esta migração na superfície do implante pode levar a um compromisso estético. (fig.5) A colocação e provisionalização imediata de implantes, especialmente na zona estética, é considerada um procedimento de preservação. No entanto, uma recessão média do tecido gengival facial de 1 mm é comum após um ano de função. O enxerto gengival, utilizando enxertos de tecido conjuntivo subepitelial, tem sido defendido como um método para alterar o fenótipo gengival dos dentes naturais e implantes, resultando em tecidos mais resistentes à recessão.[99]

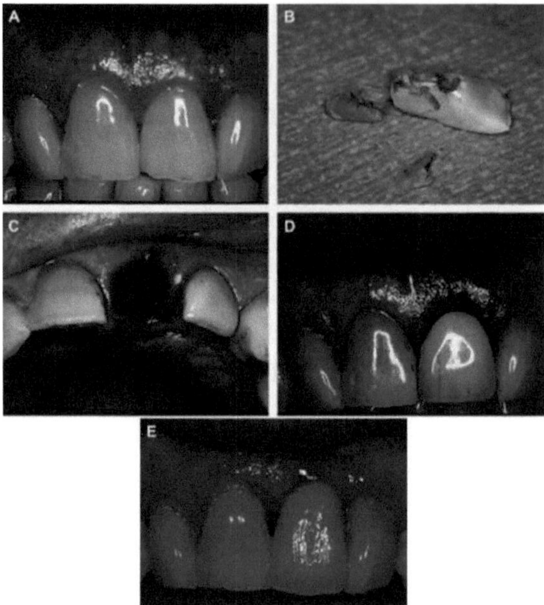

Figura 20 - {A} O paciente apresenta reabsorção externa no incisivo central superior esquerdo {dente #9}, com a margem gengival localizada ligeiramente mais incisal do que o incisivo central adjacente {dente #8}. {B} A reabsorção estava localizada na superfície palatina do dente e, após a extração com uma técnica de periótomo, a tábua óssea facial estava intacta. {C} Uma vista oclusal indicando perda limitada ou inexistente do suporte de tecido mole adjacente. {D} Inserção de uma restauração provisória feita à mesma altura da coroa clínica do dente natural, indicando a perda imediata de suporte de tecido mole sem o suporte de fibra gengival fornecido pelo dente extraído. {E} Coroa final suportada por implante com um resultado estético comprometido devido à perda de altura da margem vertical mole após a extração.

Aloenxertos de tecidos moles

Park J, et al. Em 2006, os seus estudos exploraram a eficácia dos aloenxertos de matriz dérmica acelular no aumento da mucosa queratinizada peri-implantar em redor dos implantes.[100] Estas investigações de prova de conceito utilizaram aloenxertos de matriz dérmica acelular em forma de folha, mostrando potenciais benefícios na melhoria da mucosa queratinizada aderente. Em 2006, Park J, et al. efectuaram outro estudo e encontraram uma melhoria estatística na profundidade da bolsa e no índice de placa após seis meses, com um aumento da largura da mucosa queratinizada peri-implantar.[100] Embora estes resultados sugiram a potencial aplicação de aloenxertos de matriz dérmica acelular para melhorar os tecidos peri-implantares, são necessários ensaios controlados e aleatórios mais alargados para comparar a sua eficácia com os métodos de enxerto tradicionais, como os enxertos gengivais livres ou os enxertos de tecido conjuntivo subepitelial, para obter benefícios a longo prazo para o paciente. Num estudo realizado por Geurs N, Romanos A, Vassilopoulos P, et al, foram investigados enxertos dérmicos acelulares micronizados para a reconstrução de papilas à volta dos dentes.[101] A técnica de aloenxerto micronizado mostrou-se promissora na reparação de áreas interproximais de perda de tecido. Os enxertos dérmicos acelulares também têm sido utilizados para aumentar a mucosa peri-implantar, ocultando a visibilidade de um molde cinzento de um pilar ou colo de implante, particularmente em áreas com biótipo de tecido hospedeiro fino (Figura 21).

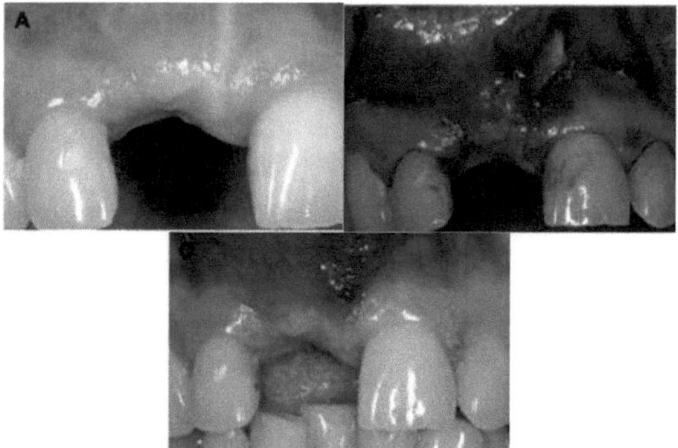

Figura 21 - A} Paciente com um molde cinzento ou brilho devido ao colar do implante sob uma mucosa relativamente fina. {B} Tunelização de um enxerto dérmico acelular sobre o colar do implante através de uma única incisão vertical no vestíbulo para limitar a interrupção do fornecimento de sangue à região. {C} A cicatrização inicial ilustra o mascaramento da cor do colo do implante através do espessamento da mucosa.

Relatórios preliminares sugerem a sua eficácia na melhoria da estética e da espessura do tecido. Além disso, os enxertos dérmicos acelulares faciais, quando combinados com enxertos de osso particulado, têm sido utilizados para aumentar o tecido na superfície facial dos implantes.[102] Embora a evidência de regeneração óssea seja limitada, parece haver uma melhoria previsível da estética nas regiões anteriores. O enxerto dérmico acelular tem encontrado aplicação como uma membrana de barreira para a regeneração guiada de tecidos, com o objetivo principal de conter materiais de enxerto para a organização do coágulo, mas também pode contribuir para o aumento da espessura da mucosa à volta dos implantes.[103-104]

Combinação de enxertos de tecidos duros e moles

A combinação de enxertos ósseos e aumento de tecidos moles é um método comummente utilizado para preparar locais de implantes. Esta abordagem integra enxertos ósseos particulados, factores de crescimento, membranas de barreira, muitas vezes juntamente com enxertos de pedículo ou de tecido conjuntivo livre. É especialmente benéfica em casos que envolvem a extração de dentes anteriores, em que há uma perda da placa facial. Apesar da complexidade acrescida da utilização de várias técnicas e materiais num único procedimento, os dados clínicos apoiam a potencial eficácia desta abordagem combinada em casos de implantes tardios e imediatos.

LIMITAR OS PROBLEMAS ESTÉTICOS À VOLTA DOS IMPLANTES

Aumento bucal

A substituição de um único ou vários dentes anteriores por implantes após a extração coloca desafios à estética dos tecidos moles. A perda da placa facial acrescenta complexidade e compromete a estética. O corte das fibras interdentárias durante a extração dos dentes resulta normalmente na perda de altura dos tecidos moles e subsequente recessão. Chen S, Darby I, Reynolds E, et al., em 2009, realizaram um estudo sobre implantes imediatos sem elevação do retalho em locais de incisivos maxilares e descobriram uma recessão significativa na papila mesial, na papila distal e na mucosa facial ao longo de um ano, particularmente para implantes colocados facialmente dentro do alvéolo de extração, em comparação com os colocados lingualmente.[105]

O estudo salienta a importância da colocação do implante longe da superfície facial e da avaliação do biótipo durante o planeamento, sugerindo que o aumento dos tecidos moles pode ajudar a evitar a recessão durante a restauração para uma melhor estética.

Enxerto de papila

A perda da papila do implante ocorre frequentemente devido a limitações impostas pela quantidade de osso, pela perda de osso periodontal nos dentes adjacentes e pelo biótipo do osso. Por vezes, os implantes são colocados em áreas com tecido mole interproximal mínimo, levando a triângulos escuros visíveis entre coroas, especialmente quando as coroas se tornam supragengivais. Isto pode resultar numa estética deficiente. Vários procedimentos têm como objetivo melhorar as papilas interproximais à volta dos implantes. Foram descritas técnicas como enxertos inlay, tunelização com enxertos de tecido conjuntivo, incisões verticais no vestíbulo para melhorar o contorno das papilas.[106-108] A realização de enxertos de tecido mole papilar antes da restauração da coroa é menos complicada e tem demonstrado sucesso no restabelecimento das papilas nos locais dos implantes.

Restaurações provisórias

A escolha da restauração provisória pode afetar significativamente a estética durante a integração do implante e a cicatrização dos tecidos moles[109] (Figura 22). A utilização de uma restauração que preserve ou ajude a regenerar as papilas interdentárias contribui para um melhor resultado estético final do tecido mole. O estabelecimento de contornos correctos na restauração provisória é crucial para qualquer caso de implante estético. A utilização imediata de uma restauração provisória após a extração ajuda a preservar as papilas interdentárias. Sempre que possível, é preferível optar por uma restauração fixa em vez de uma removível. O contorno do tecido mole é muito influenciado pelos pontos de contacto da coroa e pelo perfil de emergência durante a cicatrização. A consideração de todos estes factores, incluindo a cicatrização dos tecidos moles, o desenho do implante e a manutenção, é essencial no planeamento do tratamento antes da colocação do implante. A sequência correcta de desenvolvimento do local para os tecidos duros e moles deve estar alinhada com a biologia da restauração final.

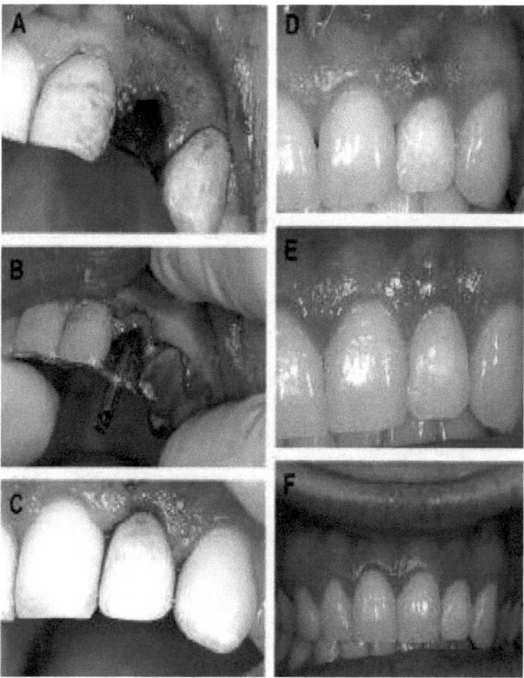

Figura 22 - {A} Extração atraumática de um dente fracturado. {Colocação imediata do implante com uma guia cirúrgica. {Restauração provisória para estabelecer o contorno dos tecidos moles e a estética sem carga funcional. {D} Resposta inicial de cicatrização do tecido mole após 1 semana. {E} Resposta de cicatrização ao suporte de tecido mole provisório após 1 mês. {F} Dois meses após a colocação imediata do implante e estabelecimento dos contornos gengivais relativamente aos dentes anteriores.

MANUTENÇÃO DOS TECIDOS MOLES À VOLTA DO IMPLANTE DENTÁRIO

Estrutura de selagem dos tecidos moles à volta do implante

A gestão dos tecidos peri-implantares depende de vários factores, como a localização do implante, a forma do pilar e o tipo de gengiva. Para os dentes posteriores, a gengiva aderente é crucial para uma limpeza eficaz, enquanto os dentes anteriores dão prioridade à forma natural da gengiva e a uma cor saudável para a estética.

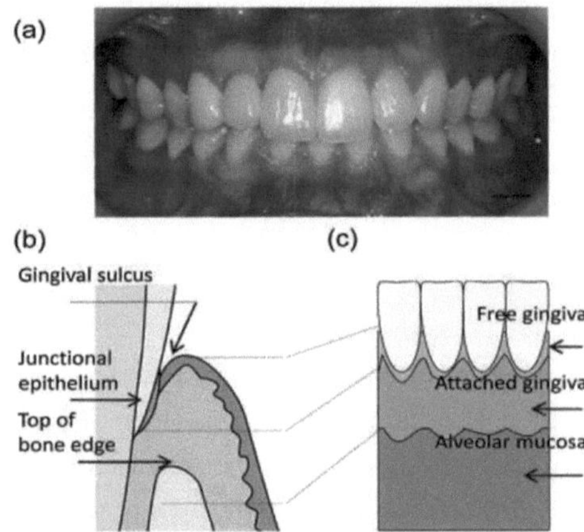

Figura 23 - Pontos de referência clínicos da gengiva. A gengiva livre é composta por tecido epitelial com uma estrutura de fixação. Por baixo desta encontra-se a gengiva aderente. Os diagramas mostram {a} a imagem frontal de uma gengiva saudável típica {barra = 1 mm} {b} a secção transversal da gengiva penetrada pelo dente {c} a vista clínica frontal.

Fisiologicamente, a gengiva aderida está firmemente ancorada à mucosa oral, com menos mobilidade em comparação com outras áreas (Figura 23). É importante ter pelo menos 3 mm de gengiva clinicamente fixada para uma largura biológica e uma limpeza fácil.[110-112]

No periodonto normal, são necessárias ligações acima da crista óssea alveolar para manter a largura biológica. O tecido peri-implantar actua como uma estrutura de defesa, mas não é estável. A reabsorção óssea à volta dos implantes e o movimento das estruturas de adesão contribuem para as diferenças em relação ao tecido periodontal. Nos implantes anteriores, a estética é crítica e o controlo dos tecidos moles é fundamental. O biótipo gengival influencia a gestão dos tecidos moles, sendo as gengivas finas propensas à recessão. O tecido peri-implantar não tem fornecimento de sangue do ligamento periodontal, dependendo do periósteo e do tecido circundante.[113] É desejável uma recessão previsível da mucosa, especialmente em casos de biótipo fino. Nos casos com recessão do tipo IV de Maynard, os enxertos podem melhorá-la para o tipo II ou III, aumentando o volume sanguíneo[114] . No entanto, a utilização da regeneração óssea guiada à volta dos implantes é controversa, uma vez que pode diminuir a espessura gengival.

Manutenção dos tecidos moles à volta do implante

Detetar e tratar precocemente a inflamação da mucosa é crucial para manter a condição óptima de um implante recentemente colocado e dos tecidos moles associados. Os métodos tradicionais, como a profundidade de sondagem e a hemorragia gengival, que funcionam bem para os dentes naturais, são menos fiáveis para os implantes devido à vedação lábil na interface implante-epitélio.

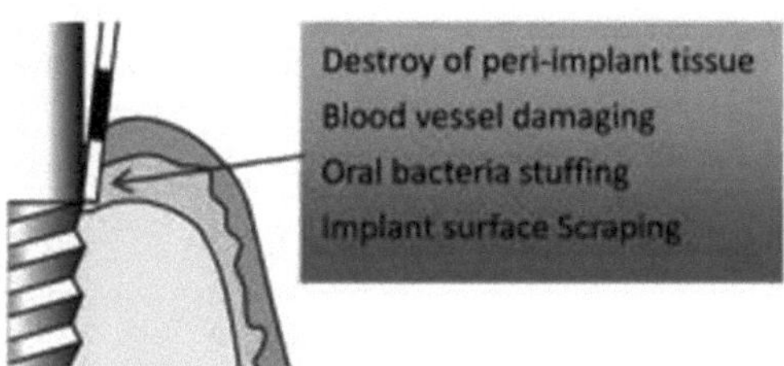

Figura 24 - Efeitos da sondagem periodontal no tecido peri-implantar. A sonda periodontal pode perfurar o implante: PIE, causando vários efeitos desvantajosos, como mostrado.

A comparação da resistência à sondagem à volta dos dentes naturais e dos implantes revelou que a sonda penetrava facilmente mais profundamente no sulco peri-implantar devido à fraca ligação entre o epitélio peri-implantar (PIE) e a superfície do implante de titânio[115] (Figura 24). Esta fragilidade do selamento torna a sondagem menos benéfica e muitas vezes contraproducente. Por conseguinte, a inspeção visual da cor, tonalidade, elasticidade e fluxo de fluido crevicular dos tecidos moles torna-se crucial para a avaliação.[116,117]

Sem uma higiene oral adequada, a placa dentária pode acumular-se à volta dos dentes e dos implantes, levando à inflamação da mucosa oral.[118] Curiosamente, a acumulação bacteriana e a destruição resultante são maiores à volta dos implantes do que dos dentes naturais, tornando a formação de bolsas e a reabsorção óssea quase inevitáveis.[119] As bolsas à volta dos implantes resultam do crescimento epitelial na interface tecido mole-implante, criando um espaço para bactérias anaeróbias e inflamação.[120] O reconhecimento da capacidade de selagem inferior do tecido peri-implantar enfatiza a necessidade de uma monitorização regular da saúde dentária após a implantação. Os esforços de investigação e desenvolvimento devem centrar-se na criação de novos implantes e pilares com melhor vedação dos tecidos moles e limpeza mais fácil.

CONCLUSÃO

A obtenção de resultados estéticos óptimos em implantologia dentária depende de uma gestão estratégica dos tecidos moles, o que exige uma compreensão aprofundada das exigências específicas das diferentes regiões. É realçada a preferência pela implantação imediata ou imediata retardada em áreas esteticamente sensíveis. São defendidas incisões minimamente invasivas para preservar o tecido conjuntivo peri-implantar, crucial para alcançar resultados estéticos desejáveis. Técnicas como o retalho pedicular e o enxerto de tecido conjuntivo revelam-se valiosas para melhorar os perfis do rebordo alveolar, adaptados a regiões específicas. Na região anterior do maxilar, a técnica do retalho pedicular oferece uma abordagem diferenciada, enquanto na região posterior é fundamental assegurar uma zona ampla de gengiva queratinizada. A mandíbula requer uma zona suficiente de gengiva aderida, que pode ser obtida através de vestibuloplastia ou técnicas de retalho durante a exposição do implante. A ênfase é colocada na importância de um fornecimento adequado de sangue e suporte de tecido duro, sendo a manipulação de tecido mole considerada insuficiente. A investigação contemporânea visa aumentar a resistência à peri-implantite e melhorar a gestão dos tecidos moles após a colocação do implante. A procura de um selamento epitelial robusto à volta dos implantes tem como objetivo minimizar o risco de inflamação, alinhando-se com o selamento à volta dos dentes naturais. A avaliação do risco e a abordagem precoce das deficiências dos tecidos moles aumentam a previsibilidade das intervenções cirúrgicas. A avaliação individualizada do caso é fundamental, exigindo decisões sobre a necessidade de aumento de tecidos duros ou moles e as técnicas adequadas. Os enxertos ósseos autógenos, particularmente da sínfise mandibular ou do ramo, surgem como opções viáveis para o aumento de tecido duro. O protocolo proposto, embora em grande parte extraído de relatos de casos, fornece um guia valioso para os clínicos, enfatizando a necessidade de mais ensaios clínicos aleatórios. No geral, a principal conclusão é o papel do clínico na tomada de decisões centrada no paciente, considerando a largura, espessura e profundidade vestibular da gengiva para obter resultados estéticos estáveis, saúde periodontal e satisfação do paciente.

REFERÊNCIAS

1. Branemark PI, Hansson BO, Adell R, Breine U, Lindstrom Hallen O, et al. Implantes osseointegrados no tratamento do maxilar edêntulo. Experiência de um período de 10 anos. Scand J Plast Reconstr Surg Suppl 1977;16:1-132.

2. Orsini G, Assenza B, Scarano A, Piattelli M, Piattelli A. Análise da superfície de implantes de titânio maquinados versus jato de areia e acidetched. Int J Oral Maxillofac Implants 2000;15:779-84.

3. Wigianto R, Ichikawa T, Kanitani H, Kawamoto N, Matsumoto N, Ishizuka H. Estrutura óssea tridimensional em redor de implantes de hidroxiapatite e titânio em coelhos. Clin Oral Implants Res 1999;10:219-25.

4. Tonetti MS, Muller-Campanile V, Lang NP. Alterações na prevalência de bolsas residuais e perda de dentes em pacientes periodontais tratados durante um programa de cuidados de manutenção de apoio. J Clin Periodontol 1998;25:1008-16.

5. Michailidis N, Karabinas G, Tsouknidas A, Maliaris G, Tsipas D, Koidis P. Uma simulação de implante endosteal baseada em MEF para determinar o efeito da reabsorção óssea peri-implantar na falha do implante induzida por tensão. Biomed Mater Eng 2013;23:317-27.

6. Esposito M, Grusovin MG, Felice P, Karatzopoulos G, Worthington HV, Coulthard P. Intervenções para substituir dentes em falta: técnicas de aumento ósseo horizontal e vertical para tratamento com implantes dentários. Base de dados Cochrane de Revisões Sistemáticas 2009.

7. Esposito M, Grusovin MG, Polyzos IP, Felice P, Worthington HV. Intervenções para substituição de dentes perdidos: implantes dentários em alvéolos de extração recentes (implantes imediatos, imediatos retardados e retardados) Cochrane Database of Systematic Reviews 2010.

8. Schroeder HE, Listgarten MA. Fine structure of the developing epithelial attachment of human teeth. 2ª ed. rev. Basileia/Nova Iorque: S. Karger; 1977.

9. Ayasaka N, Tanaka T. Um estudo citoquímico da absorção de peroxidase de rábano no epitélio juncional do rato. J Dent Res 1989;68:1503-7.

10. Yamaza T, Kido MA, Kiyoshima T, Nishimura Y, Himeno M, Tanaka T. Uma capacidade endocítica de fase fluida e degradação intracelular de uma proteína estranha (peroxidase de rábano) por proteinases de cisteína

lisossómicas no epitélio juncional do rato. J Periodontal Res 1997;32:651-60.
11. Abrahamsson I, Berglundh T, Moon I, et al. Tecidos periimplantares em implantes de titânio submersos e não submersos. J Clin Periodontol 1999;26(9):600-7.
12. Hermann J, Buser D, Schenk R, et al. Largura biológica à volta de implantes de titânio. Uma dimensão fisiologicamente formada e estável ao longo do tempo. Clin Oral Implants Res 2000;11(1):1-11.
13. Buser D, Mericske-Stern R, Bernard J, et al. Avaliação a longo prazo de implantes ITI não submersos. Parte 1: análise da tabela de vida de 8 anos de um estudo prospetivo multicêntrico com 2359 implantes. Clin Oral Implants Res 1997;8(3):161-72
14. Lo'pez-Marn' L, Calvo-Guirado J, Martn'nCastellote B, et al. Conceito de troca de plataforma de implante: uma revisão actualizada. Med Oral Patol Oral Cir Bucal 2009;14(9):e450-4.
15. Hu¨rzeler M, Fickl S, Zuhr O, et al. Nível ósseo peri-implantar em redor de implantes com pilares de plataforma comutada: dados preliminares de um estudo prospetivo. J Oral Maxillofac Surg 2007;65(7 Suppl 1):33-9
16. Cosyn J, Sabzevar M, De Wilde P, et al. Implantes de duas peças com colares torneados versus microtexturizados. J Periodontol 2007;78(9):1657-63.
17. Schwarz F, Ferrari D, Herten M, et al. Efeitos da hidrofilicidade e microtopografia da superfície nas fases iniciais da integração de tecidos moles e duros em implantes de titânio não submersos: um estudo imunohistoquímico em cães. J Periodontol 2007; 78(11):2171-84.
18. Schroeder A, van der Zypen E, Stich H, Sutter F. As reacções do osso, tecido conjuntivo e epitélio a implantes endósseos com superfícies pulverizadas com titânio. J Maxillofac Surg 1981;9:15-25.
19. Gould TR, Westbury L, Brunette DM. Estudo ultra-estrutural da fixação da gengiva humana ao titânio in vivo. J Prosthet Dent 1984;52:418-20.
20. Berglundh T, Lindhe J. Dimensão da mucosa periimplantar. A largura biológica revisitada. J Clin Periodontol 1996;23:971-3
21. Diener A, Nebe B, Luthen F, Becker P, Beck U, Neumann HG, et al. Controlo da dinâmica da adesão focal pelas características da superfície do material. Biomaterials 2005;26:383-92.
22. Eisenbarth E, Velten D, Schenk-Meuser K, Linez P, Biehl V, Duschner H, et al. Interacções entre células e superfícies de titânio. Biomol Eng 2002;19:243-9.
23. Shiraiwa M, Goto T, Yoshinari M, Koyano K, Tanaka T. Um estudo da

fixação inicial e do comportamento subsequente das células epiteliais orais de rato cultivadas em titânio. J Periodontol 2002;73:852- 60.
24. Listgarten MO. Estudo eletronmicroscópico da junção odontogengival. Mondo Odontostomatol 1975;17:10-24.
25. Stern IB. Conceitos actuais da junção dentogengival: as ligações do tecido epitelial e conjuntivo ao dente. J Periodontol 1981;52:465-76.
26. Timpl R. Proteoglicanos das membranas basais. EXS 1994;70:123-44.
27. Timpl R, Brown JC. As lamininas. Matrix Biol 1994;14:275- 81.
28. Martin GR, Timpl R. Laminin and other basement membrane components (Laminina e outros componentes da membrana basal). Annu Rev Cell Biol 1987;3:57-85. [42] Timpl R, Paulsson M, Dziadek M, Fujiwara S. Basement membranes. Methods Enzymol 1987;145:363-91.
29. Graber HG, Wilharm J, Conrads G. Anticorpos monoclonais contra as subunidades alfa6 e beta1 da integrina inibem a migração do epitélio gengival em cultura de órgãos. J Periodontol 1999;70:388- 93.
30. Salonen J, Santti R. Semelhanças ultra-estruturais e imunohistoquímicas na fixação do epitélio oral humano ao dente in vivo e a um substrato inerte numa cultura de explantes. J Periodontal Res 1985;20:176-84.
31. Jansen VK, Conrads G, Richter EJ. Fuga microbiana e ajuste marginal da interface implante-pilar. Int J Oral Maxillofac Implants 1997;12:527-40.
32. McKinney Jr RV, Steflik DE, Koth DL. Topografia ultra-estrutural da superfície do implante dentário endósseo de safira de cristal único. J Oral Implantol 1984;11:327-40.
33. Donley TG, Gillette WB. Interface implante endósseo de titânio-tecido mole: uma revisão da literatura. J Periodontol 1991;62:153-60.
34. Ikeda H, Yamaza T, Yoshinari M, Ohsaki Y, Ayukawa Y, Kido MA, et al. Estudos ultra-estruturais e de microscopia imunoelectrónica da interface epitélio-implante (Ti-6Al-4V) peri-implantar do maxilar de rato. J Periodontol 2000;71:961-73.
35. Ericsson I, Lindhe J. Profundidade de sondagem em implantes e dentes. Um estudo experimental no cão. J Clin Periodontol 1993;20:623-7.
36. Buser D, Bragger U. Implante ITI de duas partes - cilindro oco e parafuso oco. Phillip J 1989;6:263-74.
37. Berglundh T, Lindhe J, Ericsson I, Marinello CP, Liljenberg B, Thomsen P. A barreira de tecido mole em implantes e dentes. Clin Oral Implants Res 1991;2:81-90.

38. [52] Berglundh T, Lindhe J, Jonsson K, Ericsson I. A topografia dos sistemas vasculares nos tecidos periodontais e peri-implantares no cão. J Clin Periodontol 1994;21:189-93.
39. Davies J. Understanding peri-implant endosseous healing (Compreender a cicatrização endóssea peri-implantar). J Dent Educ 2003;67(8):932-49.
40. Stern I. Conceitos actuais da junção dentogengival: as ligações do tecido epitelial e conjuntivo ao dente. J Periodontol 1981; 52(9):465-76.
41. Ericsson I, Lindhe J. Profundidade de sondagem em implantes e dentes. Um estudo experimental no cão. J Clin Periodontol 1993;20(9):623- 7.
42. Kim B, Kim Y, Yun P, et al. Avaliação da resposta dos tecidos peri-implantares de acordo com a presença de mucosa queratinizada. Oral Surg Oral Med Oral Pathol Oral Radiol Endod 2009;107(3):e24-8.
43. Abrahamsson I, Berglundh T, Lindhe J. A barreira mucosa após a desconexão/reconexão do pilar. Um estudo experimental em cães. J Clin Periodontol 1997;24(8):568-72.
44. Linkevicius T, Apse P, Grybauskas S, et al. A influência da espessura dos tecidos moles nas alterações da crista óssea à volta dos implantes: um ensaio clínico prospetivo controlado de 1 ano. Int J Oral Maxillofac Implants 2009;24(4):712-9.
45. Cairo F, Pagliaro U, Nieri M. Gestão de tecidos moles em locais de implantes. J Clin Periodontol 2008; 35(Suppl 8):163-7.
46. Bouri AJ, Bissada N, Al-Zahrani M, et al. Largura da gengiva queratinizada e estado de saúde dos tecidos de suporte em redor de implantes dentários. Int J Oral Maxillofac Implants 2008;23(2):323-6.
47. Klinge B, Flemmig T. Aumento dos tecidos e estética (Grupo de Trabalho 3). Clin Oral Implants Res 2009;20(Suppl 4):166-70.
48. KoisJ.Predictablesingle-toothperi-implantesthetics: five diagnostic keys. Compend Contin Educ Dent 2004;25(11):895-6 898, 900 passim [quiz: 906-7].
49. Jung R, Holderegger C, Sailer I, et al. O efeito de restaurações totalmente cerâmicas e de restaurações de porcelana fundida em metal na cor dos tecidos moles peri-implantares marginais: um ensaio clínico controlado e aleatório. Int J Periodontics Restorative Dent 2008;28(4):357-65.
50. Choquet V, Hermans M, Adriaenssens P, et al. Avaliação clínica e radiográfica do nível da papila adjacente a implantes dentários unitários. Um estudo retrospetivo na região anterior do maxilar. J Periodontol 2001;72(10):1364-71.

51. Jemt T. Regeneração das papilas gengivais após tratamento com um único implante. Int J Periodontics Restorative Dent 1997;17(4):326-33.
52. Kourkouta S, Dedi K, Paquette D, et al. Dimensões do tecido interproximal em relação a implantes adjacentes na maxila anterior: observações clínicas e avaliação estética do paciente. Clin Oral Implants Res 2009;20(12):1375-85.
53. Tarnow D, Elian N, Fletcher P, et al. Distância vertical entre a crista óssea e a altura da papila interproximal entre implantes adjacentes. J Periodontol 2003;74(12):1785-8.
54. Reddy M, O'Neal S, Haigh S, et al. Eficácia clínica inicial de implantes de 3 mm colocados imediatamente em função em condições de espaçamento limitado. Int J Oral Maxillofac Implants 2008;23(2):281-8.
55. Seibert JS. Reconstrução de cristas deformadas, parcialmente edêntulas, utilizando enxertos onlay de espessura total. I. Técnica e cicatrização de feridas. Compend Contin Educ Dent 1983;4:437-53.
56. Palacci P, Nowzari H. Melhoria dos tecidos moles à volta dos implantes dentários. Periodontol 2000 2008; 47:113-32
57. Gabinete de Regulamentação de Seguros da Florida: Sistema de controlo da responsabilidade profissional.
58. Ficheiro de uso público do National Practitioner Data Bank.
59. Frankel D. O que determina os pagamentos por negligência? MedMal Reporter. 2007;1:1
60. Lambert PM, Morris HF, Ochi S. Efeito positivo da experiência cirúrgica com implantes na sobrevivência de implantes na segunda fase. J Oral Maxillofac Surg. 1997;55(12 Suppl 5):12-18.
61. Studdert DM, et al. Claims, errors, and compensation payments in medical malpractice litigation. N Engl J Med. 2006;354(19):2024–2033.
62. A informação sobre saúde e a lei.
63. Berry DB. The physician's guide to medical malpractice. Proc (Bayl Univ Med Cent). 2001;14(1):109-115.
64. Odom L, Garcia A, Milburn P. The ethicality of capping economic damages to control rising healthcare costs: panacea or false and misleading practice? Internet J Healthcare Admin. 2004;3(1).
65. Tahouni MR, Kahn JH. Seguro de responsabilidade profissional. Emerg Med Clin North Am. 2009;27(4):569-581.
66. Holmes SM, Udey DK. Gestão de riscos em cirurgia oral e maxilofacial. Oral Maxillofac Surg Clin North Am. 2008;20(1):119-126.

67. Friedland B, Miles DA. Responsabilidades e riscos da utilização da tomografia computorizada de feixe cónico. Dent Clin North Am. 2014;58(3):671-685.
68. Pollack A. A "corrida ao armamento" da tecnologia médica acrescenta milhares de milhões a
as contas do país. N Y Times Web. 1991;29(A1):B8
69. Weber HP, Buser D, Belser UC. Exame do candidato à terapia com implantes. Em: Lang NP, Lindhe J, editores.Clinicalperiodontologyandimplantdentistry, vol. 1. 5ª edição. Ames (IA): Blackwell Publishing; 2009. p. 587-97.
70. Warrer K, Buser D, Lang N, et al. Peri-implantite induzida por placa na presença ou ausência de mucosa queratinizada. Um estudo experimental em macacos. Clin Oral Implants Res 1995;6(3):131-8.
71. Schrott A, Jimenez M, Hwang J, et al. Avaliação, ao longo de cinco anos, da influência da mucosa queratinizada na saúde e estabilidade dos tecidos moles periimplantares em redor de implantes que suportam próteses fixas mandibulares de arco completo. Clin Oral Implants Res 2009;20(10):1170-7.
72. Wennstro¨m J, Bengazi F, Lekholm U. A influência da mucosa mastigatória na condição dos tecidos moles periimplantares. Clin Oral Implants Res 1994;5(1):1-8
73. Cooper L. Critérios objectivos: orientação e avaliação da estética dos implantes dentários. J Esthet Restor Dent 2008;20(3):195-205.
74. Kopp FR, Belser U. Lista de controlo estético para a prótese fixa. Em: Sharer P, Kopp FR, Rinn LA, editores. Directrizes estéticas para dentisteria de restauração. Chicago (IL): Quintessence Publishing Co; 1982. p. 187-92
75. Wilson D. Mapeamento do rebordo para determinação da largura do rebordo alveolar. Int J Oral Maxillofac Implants 1989;4(1):41-3.
76. Olsson M, Lindhe J. Características periodontais em indivíduos com formas variáveis dos incisivos centrais superiores. J Clin Periodontol 1991;18(1):78-82.
77. Weisgold A. Contornos da restauração de coroa total. Alpha Omegan 1977;70(3):77-89.
78. Olsson M, Lindhe J, Marinello C. Sobre a relação entre a forma da coroa e as características clínicas da gengiva em adolescentes. J Clin Periodontol 1993;20(8):570-7.
79. Becker W, Ochsenbein C, Tibbetts L, et al. Perfis anatómicos do osso alveolar medidos a partir de crânios secos. Implicações clínicas. J Clin

Periodontol 1997;24(10):727-31.
80. Priest G. O desafio estético dos implantes adjacentes. J Oral Maxillofac Surg 2007;65(7 Suppl 1):2-12.
81. Grunder U, Gracis S, Capelli M. Influência da relação 3-D osso-implante na estética. Int J Periodontics Restorative Dent 2005;25(2):113-9.
82. Kan J, Rungcharassaeng K. Preservação da papila interimplantar na zona estética: um relatório de seis casos consecutivos. Int J Periodontics Restorative Dent 2003;23(3):249-59.
83. Magne P, Belser U. Restaurações de porcelana coladas na dentição anterior. Uma abordagem biomimética. Carol Stream (IL): Quintessence; 2002.
84. Rufenacht CR. Princípios de integração estética. Chicago (IL): Quintessence Publishing; 2000.
85. Esposito M, Ekestubbe A, Gro¨ndahl K. Avaliação radiológica da perda óssea marginal nas superfícies dentárias confrontadas com implantes Bra0nemark unitários. Clin Oral Implants Res 1993;4(3):151-7.
86. Gasparini D. Enxerto pediculado de tecido conjuntivo com dupla dobra: uma nova abordagem para o aumento do rebordo. Int J Periodontics Restorative Dent 2004;24(3):280-7
87. Adell R, Eriksson B, Lekholm U, et al. Estudo de acompanhamento a longo prazo de implantes osseointegrados no tratamento de maxilares totalmente desdentados. Int J Oral Maxillofac Implants 1990;5(4):347-59.
88. Becker W, Becker B. Regeneração de tecidos guiada para implantes colocados em alvéolos de extração e para deiscências de implantes: técnicas cirúrgicas e relato de casos. Int J Periodontics Restorative Dent 1990;10(5):376-91.
89. Goldstein M, Boyan B, Schwartz Z. O retalho palatino avançado: um retalho pediculado para cobertura primária de implantes colocados imediatamente. Clin Oral Implants Res 2002;13(6):644-50.
90. Nemcovsky C, Artzi Z, Moses O. Retalho palatino dividido rodado para cobertura primária de tecidos moles em locais de extração com colocação imediata de implantes. Descrição do procedimento cirúrgico e resultados clínicos. J Periodontol 1999;70 (8):926-34.
91. Nemcovsky C, Artzi Z, Moses O. Retalho palatino rodado em procedimentos de implantes imediatos. Avaliação clínica de 26 casos consecutivos. Clin Oral Implants Res 2000;11(1):83-90.
92. Khoury F, Happe A. O método do retalho de tecido conjuntivo subepitelial

palatino para a gestão de tecidos moles para cobrir defeitos maxilares: um relatório clínico. Int J Oral Maxillofac Implants 2000;15(3): 415-8.

93. Simons A, Darany D, Giordano J. A utilização de enxertos gengivais livres no tratamento de complicações dos tecidos moles peri-implantares: relatório clínico. Implant Dent 1993;2(1):27-30.

94. Hoelscher D, Simons A. A justificação para enxertos de tecidos moles e vestibuloplastia em associação com implantes endósseos: uma revisão da literatura. J Oral Implantol 1994;20(4):282-91.

95. Langer B, Calagna L. O enxerto de tecido conjuntivo subepitelial. J Prosthet Dent 1980;44(4):363-7

96. Edel A. A utilização de um enxerto de tecido conjuntivo para o encerramento de um implante imediato coberto com uma membrana oclusiva. Clin Oral Implants Res 1995;6(1):60-5.

97. Bianchi A, Sanfilippo F. Substituição de um único dente por implante imediato e enxerto de tecido conjuntivo: uma avaliação clínica de 1-9 anos. Clin Oral Implants Res 2004;15(3):269-77.

98. Covani U, Marconcini S, Galassini G, et al. Enxerto de tecido conjuntivo utilizado como barreira biológica para cobrir um implante imediato. J Periodontol 2007;78(8): 1644-9

99. Kan J, Rungcharassaeng K, Lozada J. Enxertos de tecido conjuntivo subepitelial bilaminar para colocação imediata de implantes e provisionalização na zona estética. J Calif Dent Assoc 2005; 33(11):865-71.

100. Park J. Aumento da largura da mucosa queratinizada à volta do implante endósseo utilizando aloenxerto de matriz dérmica acelular. Implant Dent 2006;15(3):275-81.

101. Geurs N, Romanos A, Vassilopoulos P, et al. Eficácia do enxerto dérmico acelular micronizado para utilização na regeneração das papilas interproximais. Int J Periodontics Restorative Dent, no prelo.

102. Park S, Wang H. Gestão de defeito de deiscência bucal localizado com aloenxertos e matriz dérmica acelular. Int J Periodontics Restorative Dent 2006;26(6):589-95.

103. El Helow K, El Askary AS. Barreiras regenerativas na colocação imediata de implantes: uma revisão da literatura. Implant Dent 2008;17(3):360-71.

104. Park S, Lee K, Oh T, et al. Efeito de membranas absorvíveis no aumento ósseo em sanduíche. Clin Oral Implants Res 2008;19(1):32-41.

105. Chen S, Darby I, Reynolds E, et al. Colocação imediata de implantes após a

extração sem elevação do retalho. J Periodontol 2009;80(1):163-72.
106. Grunder U. A técnica de inlay-graft para criar papilas entre implantes. J Esthet Dent 1997; 9(4):165-8.
107. Azzi R, Etienne D, Takei H, et al. Espessamento cirúrgico da gengiva existente e reconstrução das papilas interdentais à volta de restaurações suportadas por implantes. Int J Periodontics Restorative Dent 2002;22(1):71-7.
108. Reddy M. Atingir a estética gengival. J Am Dent Assoc 2003;134(3):295-304 [quiz: 337-8].
109. Sachdeva K, Kula K, Hains F. Restauração provisória para preservar as papilas interdentárias na zona estética: relato de um caso. J Indiana Dent Assoc 2009; 88(1):31-5.
110. Ramfjord SP. Periodontologia e dentisteria restauradora. 2. Phillip J Restaur Zahnmed 1984;1:163-70.
111. Ramfjord SP. Periodontologia e dentisteria restauradora. 1. Phillip J Restaur Zahnmed 1984;1:73-7.
112. Ramfjord SP. Ciências básicas e periodontologia clínica. Phillip J Restaur Zahnmed 1984;1:17-24.
113. Berglundh T, Lindhe J, Jonsson K, Ericsson I. A topografia dos sistemas vasculares nos tecidos periodontais e peri-implantares no cão. J Clin Periodontol 1994;21:189-93.
114. Maynard Jr JG, Wilson RD. Dimensões fisiológicas do periodonto importantes para o dentista restaurador. J Periodontol 1979;50:170-4.
115. Neiderud AM, Ericsson I, Lindhe J. Profundidade da bolsa de sondagem em dentes móveis/não móveis. J Clin Periodontol 1992;19:754-9.
116. Bergenholtz A, al-Harbi N, al-Hummayani FM, Anton P, al- Kahtani S. A exatidão do dispositivo Vivacare true pressuresensitive

sistema de sonda periodontal em termos de força de sondagem. J Clin Periodontol 2000;27:93-8.
117. Gerber JA, Tan WC, Balmer TE, Salvi GE, Lang NP. Hemorragia à sondagem e profundidade de sondagem da bolsa em relação à pressão de sondagem e à saúde da mucosa em redor dos implantes orais. Clin Oral Implants Res 2009;20:75-8.
118. Ericsson I, Berglundh T, Marinello C, Liljenberg B, Lindhe J. Placa bacteriana e gengivite de longa duração em implantes e dentes no cão. Clin Oral Implants Res 1992;3:99-103.
119. Lindhe J, Berglundh T, Ericsson I, Liljenberg B, Marinello

C. Quebra experimental dos tecidos peri-implantares e periodontais. Um estudo num cão beagle. Clin Oral Implants Res 1992;3:9-16.
120. Pecora GE, Ceccarelli R, Bonelli M, Alexander H, Ricci JL. Avaliação clínica da microtexturação a laser para a fixação de tecido mole e osso a implantes dentários. Implant Dent 2009;18:57-66.

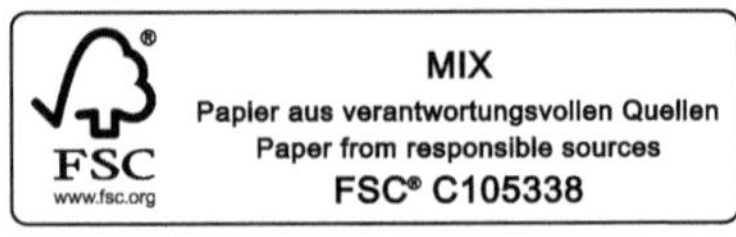

Printed by Books on Demand GmbH, Norderstedt / Germany